맨발 대장이
될래요!

맨발 대장이 될래요!

초판 1쇄 인쇄 · 2025년 3월 14일
초판 1쇄 발행 · 2025년 3월 28일

지은이 · 박동창, 류덕엽, 임인숙, 전옥희
펴낸이 · 이종문(李從聞)
펴낸곳 · (주)국일아이

등   록 · 제406-2008-000032호
주   소 · 경기도 파주시 광인사길 121 파주출판문화정보산업단지(문발동)
영업부 · Tel 031)955-6050 | Fax 031)955-6051
편집부 · Tel 031)955-6070 | Fax 031)955-6071
평생전화번호 · 0502-237-9101~3
홈페이지 · www.ekugil.com
블 로 그 · blog.naver.com/kugilmedia
페이스북 · www.facebook.com/kugilmedia
E-mail · kugil@ekugil.com

· 값은 표지 뒷면에 표기되어 있습니다.
· 잘못된 책은 구입하신 서점에서 바꿔드립니다.

ISBN 979-11-7146-008-3(13510)

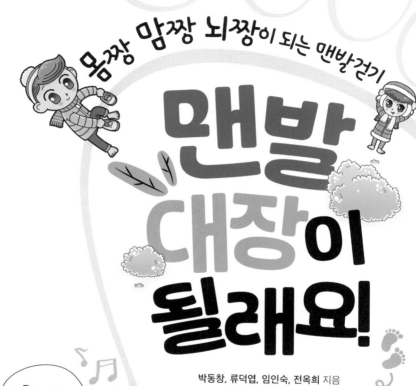

몸짱 맘짱 뇌짱이 되는 맨발걷기

맨발 대장이 될래요!

박동창, 류덕엽, 임인숙, 전옥희 지음

가족과 친구와 함께 걸으면

재미와 행복이 두 배

금일아이

세상의 모든 사랑스러운
어린이들에게!

어린이 여러분이 가장 기분 좋고 행복할 때는 언제인가요?
집안에 틀어박혀 있을 때가 아닌 밖으로 나가 드높은 하늘
을 바라보고 땅에서 신나게 뛰어놀 때지요?

우리가 살고 있는 땅은 뭇 생명체가 건강하게 살아가는 생
명의 땅이자 기적의 땅입니다. 땅 위에 사는 모든 생명체들
에게 펄떡펄떡한 생명력을 충전시켜주는 '생명의 배터리'입
니다.

실제 모든 생명체는 땅속 생명의 자유전자로 충전됨으로써 생리적인 작용들이 최적화되도록 조물주가 설계해 놓으셨어요.

그런데 현대를 살아가는 우리는 어떤가요? 운동화, 구두 등 부도체의 신발을 신고, 아스팔트, 시멘트, 우레탄 등 절연체 포장재로 덮여 있는 길을 걷고, 대부분 콘크리트 건물이나 아파트에 살고 있어요. 그래서 우리는 하루 24시간, 1년 365일을 땅과의 접지가 차단된 채 살아가고 있지요.

땅속 생명의 자유전자 충전이 이루어져야 하는데 전혀 충전이 되지 못하는 거예요. 그러면 어떻게 될까요? 핸드폰이나 전기 자동차가 충전이 되지 않으면 정상적인 기능을 할 수 없듯이 우리 인간도 땅과의 접지가 차단된 채 살면 암, 아토피, 면역력 약화, 소화기 질환 등 수많은 질병에 걸리게 돼요.

우리나라의 미래이며 희망인 우리 어린이들이 누구보다 건강하고 씩씩하고 총명하게 자라려면 땅을 밟고 맨발걷기를 해야 해요. 맨발걷기는 어렵지 않아요. 정말 쉬워요. 그리고 재미있어요. 그런데 효과는 엄청나게 많답니다.

우리나라 전국에는 각 도지사님, 시장님, 군수님, 구청장님들께서 마을마다 맨발길, 황톳길을 많이 조성하고 계시고, 전국의 교육감님들도 맨발걷기 시범학교를 선정, 지원해주고 계셔서 어린이 여러분도 집 주위의 맨발길, 황톳길이나 학교운동장 등에서 맨발걷기를 할 수 있는 여건들이 갈수록 좋아지고 있어요.

맨발걷기를 통해 우리 어린이들의 몸과 마음이 건강해지기를 바라는 마음으로 저는 어린이들 맨발 교육에 참으로 진심이신 『맨발걷기국민운동본부』의 류덕엽, 임인숙, 전옥희

세 분 전임 교장선생님들과 함께 『맨발 대장이 될래요!』라는 어린이 맨발걷기 도서를 집필하게 되었어요.

이 책을 통해 전국의 어린이 여러분이 맨발걷기가 왜 좋고, 왜 맨발걷기를 해야 하는지를 알게 되어 하루에 1시간 이상 맨발걷기를 해 나갈 수 있게 되기를 진심으로 바랍니다. 그러면 여러분 누구나 "몸짱, 마음짱, 뇌짱"의 똑똑하고 건강하고 행복한 어린이로 자랄 수 있을 거예요.

가족과 함께 맨발걷기를 하면 가족도 더 화목해지고 웃음이 끊이지 않게 돼요. 친구들과 함께 맨발걷기를 하면 친구들과 사이도 더 좋아지게 될 거예요. 선생님과 함께 맨발걷기를 하면 선생님과도 더 친밀하게 되고 학업성적도 올라 자꾸 학교에 가고 싶어지게 되고 행복한 학교생활을 할 수 있게 될 거예요.

우리나라의 희망인 어린이들이 질병으로 고통 당하지 않고 스트레스 없이 행복하게 학교에 다니며 자신의 꿈을 향해 나아가려면 제일 먼저 신발을 벗고 친구들, 선생님들과 학교 운동장에서, 또는 가족과 집 근처 맨발길에서 맨발걷기를 해야 합니다. 거기서부터 모든 것이 시작됩니다.

이 책은 우리 어린이들의 미래를 위한 책입니다. 어린이들의 건강과 가정의 행복, 학교의 바람직한 교육을 돕기 위한 책입니다. 전국의 교육감님 그리고 각 학교 선생님들께서도 이 책을 어린이들에게 적극 추천하고 맨발걷기를 적극 실천해 주시기를 소망합니다.

이 아름다운 지구에서 우리 어린이들이 가족과 친구와 선생님과 함께 행복한 맨발걷기를 하여 찬란히 빛나는 햇빛과 산소뿐만 아니라 생명의 배터리인 땅에서 생명의 '자유전자'

를 매일 충분히 충전 받기를 바랍니다.

그래서 모든 생명체가 다 펄떡펄떡한 생명력을 발휘하듯, 우리 어린이들도 모두 씩씩하고 총명하게 또 긍정적인 사랑의 마음으로 힘차게 자라게 되기를 바랄게요.

전국의 우리 어린이들과 맨발 가족 여러분 모두 파이팅입니다!

2025년 봄이 오는 즈음
맨발걷기 좋은 대모산에서

박 동 창

contents

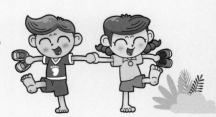

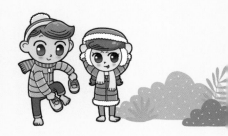

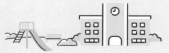

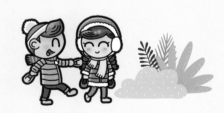

맨발걷기란
무엇인가요?

👣 맨발걷기가 뭐예요?

👣 왜 맨발로 걸어야 하나요?

👣 맨발걷기 효과의 원리는 무엇인가요?

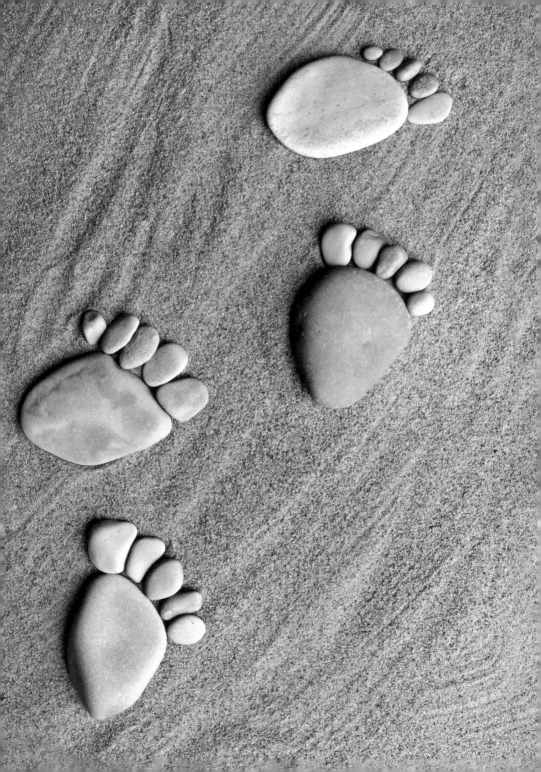

걷기는 사람의 기초적인 이동 방식인 동시에
건강을 유지하고 좋게 하는 데
가장 기본적인 동작이에요.
하루 1만보를 걸으면 질병을 예방하고 건강하게
오래 살 수 있다는 연구 결과에 따라
많은 사람이 1만보를 걸으려고 노력하고 있어요.
그런데 신발을 신고 걷는 것보다
더 좋은 운동이 있는데 그것이 바로 맨발걷기예요.
그럼 맨발걷기가 무엇이고,
왜 맨발걷기가 좋은지에 대해서 알아볼까요?

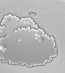

맨발 대장이 될래요!

① 맨발걷기가 뭐예요?

요즘 공원이나 학교 운동장에서 신발을 신지 않고 걷는 사람들을 종종 볼 수 있어요. 맨발걷기를 하고 있는 모습이지요. '맨발걷기'란 말 그대로 신발을 벗고 흙 위를 맨발로 걷는 것을 말해요.

신발을 벗고 맨발로 땅을 딛는 접지를 하면서 땅속 생명의 자유전자(음(-)전하를 띰)가 몸 안으로 들어와 우리 몸속에 끊임없이 생성되는 활성산소(양(+)전하를 띰)를 중화시키고 소멸시키도록 하는 것이 바로 맨발걷기랍니다.

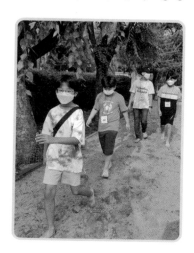

　몇 년 동안 코로나 바이러스가 세계 여러 나라에 퍼졌고 감염된 많은 사람이 소중한 생명을 잃었어요. 또 코로나에 걸렸던 사람 중 치료되기는 했지만 아직까지도 그 후유증으로 힘들어 하는 사람들이 많다고 해요.

　현대의학의 눈부신 발달로 좋은 약이 개발되고 의료 기술이 나날이 발전하고 있음에도 불구하고 우리는 여전히 온갖 종류의 질병으로 고통 받고 있는데, 그 이유는 무엇일까요?

　모든 식물이 흙에 뿌리를 내리고 모든 동물이 땅에 발을 딛고 살아가듯이 사람도 땅을 밟고 살아야 건강한 삶을 살아갈 수 있습니다. 즉 맨발로 땅을 밟고 접지를 해야 호흡, 소화, 배설, 혈액 순환 등 우리 몸의 모든 생리작용이 건강하게 유지될 수 있지요.

 그런데 대부분의 사람이 부도체(전기가 통하지 않는 물질)인 고무 밑창을 댄 신발을 신고, 절연체인 고층 아파트와 빌딩 같은 콘크리트 건물에서 생활합니다. 이로써 24시간, 1년 365일 땅과의 접지가 차단된 상태에서 살아가면서 전자의 결핍(Electron Deficiency) 현상이 생기기 때문에 우리 몸이 여러 가지 질병에 걸리는 거예요.

 따라서 건강한 삶을 위해서는 땅을 밟아야 해요. 맨발걷기는 가장 쉬우면서 해롭지 않고 돈도 들지 않는 건강법이에요.

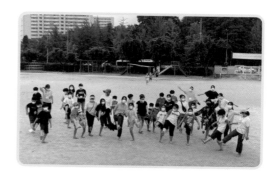

사람의 발바닥은 우리 몸 안 내장인 오장육부(5장: 간장, 심장, 폐장, 신장, 비장 / 6부: 대장, 소장, 위, 쓸개, 방광, 삼초)와 연결되어 있어요. 발바닥을 자극하면 지압 효과로 이러한 장기의 혈액 순환이 잘 이루어져요. 또 맨발걷기를 통한 땅과의 접지에 따른 접지 효과로 땅속 생명의 자유전자가 몸속으로 들어오게 되면서 건강한 생리적 활동이 이루어지고 아울러 면역력이 강화되어 건강한 생활을 할 수 있게 됩니다.

맨발걷기 효과의 원리는 무엇인가요?

맨발걷기는 크게 세 가지 효과가 있어요.

첫째는 접지 효과입니다

접지(接地)란 한자어로, 그대로 풀어 쓰면 '땅과 접한다'는 뜻이에요. 영어로는 Earthing(어씽)이라고 하지요. 땅에 몸의 끝부분인 발바닥이 접촉하면서 지표면의 에너지를 흡수하게 됨으로써 신체의 균형을 되찾는 효과가 바로 '접지 효과'인 거죠. 즉 맨발을 지표면에 대면 땅속에 무궁무진하게 들어 있는 음(-)전하를 띤 자유전자들이 우리 몸 안으로 들어와 각종 생명 활동의 촉매로 작용하게 됩니다.

접지로 인한 효과는 동식물의 실험을 통해서도 알 수 있어요. 먼저 금붕어로 접지 실험을 한 결과를 살펴볼까요?

각각 세 마리의 금붕어를 두 개의 수조에 넣었어요. 오른쪽 수조는 접지된 선을 연결하였고 왼쪽 수조는 접지된 선을 연결하지 않았어요. 두 수조에 5일 동안 먹이를 주지 않았는데, 접지선이 연결된 수조의 금붕어들은 시커먼 배설물을 쏟아내었으나 접지선이 연결되지 않은 수조의 금붕어들은 거의 배설을 하지 않았어요.

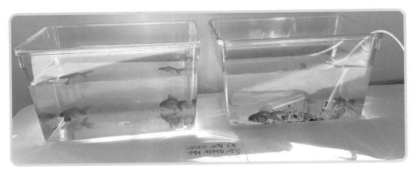

접지되지 않은 수조   접지된 수조

이를 통해 접지된 수조의 금붕어들은 먹이를 섭취하지 않았음에도 접지에 따른 자유전자의 힘에 의해 장기의 활동이 활발해져 묵은 배설물이 몸 밖으로 배출되었으나 접지가 되

지 않은 수조의 금붕어들은 장기의 활동이 활발하지 않기 때문에 배설물이 없었다는 것을 알 수 있어요.

다음에는 고무나무의 접지 실험을 통해 고무나무의 성장 효과를 살펴볼까요?

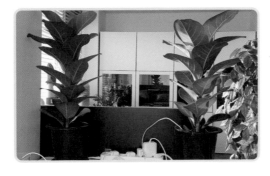

2021년 2월 12일 촬영한
고무나무, 우측만 접지 시작

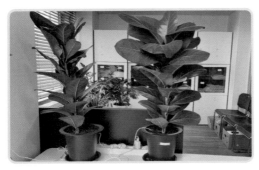

2022년 3월 8일 촬영한
고무나무, 우측만 접지 상태

2021년에 두 그루의 고무나무를 구입하여 똑같은 양의 물을 주고 똑같이 햇볕이 드는 곳에 두고 키우기 시작했어요. 왼쪽 나무는 접지하지 않았고 오른쪽 나무는 접지를 한 것만 달랐지요. 그런데 1년 정도 후에는 두 그루의 나무가 확연히 다른 모습임을 볼 수 있었어요. 접지된 우측 고무나무는 튼튼하고 잎이 무성하게 자랐지만, 접지가 되지 않은 고무나무는 크기만 조금 자랐을 뿐 잎은 오히려 더 마른 듯한 모습을 보였어요.

이와 같이 생명 활동을 촉진하는 접지는 우리 인간의 건강한 삶을 위해서도 매우 중요합니다.

우리 몸속에는 활성산소가 많이 있어요. 활성산소는 전자가 불안정한 상태의 산소인데, 우리가 호흡을 하거나 여러 활동을 할 때 생겨납니다. 그런데 과식, 인스턴트 음식, 지나친 운동, 스트레스 등으로 인해 이 활성산소가 필요 이상으로 생기기도 하는데 이때 문제가 생겨요. 필요 이상으로 생

긴 활성산소는 몸 안에 쌓여 우리 몸속의 건강한 세포들을 공격하여 염증과 질병들을 생기게 하고, 노화를 촉진해요.

그러므로 활성산소를 줄여야 하는데, 활성산소를 줄이는 가장 좋은 방법이 맨발걷기입니다. 맨발로 땅을 밟으면 양(+)전하를 띤 몸속의 활성산소가 몸 안으로 올라온 땅속의 음(-)전하를 띤 자유전자와 결합하여 중화가 됩니다. 활성산소가 중화되면 각종 염증이 사라지고 암과 심혈관질환, 뇌질환, 신경 계통 질병 등 각종 만성질환들이 개선되는 효과가 나타납니다.

둘째는 지압 효과입니다

땅을 맨발로 밟으면 땅 위의 물질들이 발바닥을 누르고 자극하여 지압 효과가 나타납니다.

숲길이나 바닷가 해변을 맨발로 걷다보면 돌멩이, 나무뿌리, 나뭇가지, 수많은 모래 알갱이 등과 같은 여러 가지 자연의 물질들을 만나게 됩니다. 우리 발바닥에는 몸속 각 장기에 해당하는 지압점들이 퍼져 있는데, 돌멩이나 나무뿌리, 나뭇가지 등을 맨발로 밟게 되면 그 지압점들이 자극을 받게 됩니다. 손가락으로 누르는 지압 효과보다 더 큰 천연의 지압 효과를 보게 되는 거죠.

이러한 지압 효과로 혈액순환이 활발해지고 병균으로부터 우리 몸을 지켜내는 면역력이 높아지게 되어 여러 가지 질병을 예방하고 치유할 수 있게 된답니다.

이는 마치 안마사들이 발바닥의 해당 장기의 지압점을 눌러 그 장기가 튼튼해지도록 도와주는 것과 같은 원리입니다. 맨발걷기는 우리 몸의 모든 장기가 자연 속에서 저절로 지압을 받게 되므로 몸 전체 기관의 활성화를 돕고 면역체계가 강화하도록 돕습니다. 즉 맨발걷기는 자연이 주는 지압이며 자연이 해 주는 발 마사지인 셈이지요.

맨발로 걸으면 여러 가지 땅 위에 놓여 있는 돌멩이나 나무 뿌리 등 여러 자연 물질이 발바닥을 자극하여 굳어져 있던 근육과 장기가 부드러워지고, 대장과 소장과 같은 장운동이 활발해져서 소화가 잘 되고 변비도 없어집니다. 밤에는 잠도 깊이 잘 자게 되어, 아침에 상쾌한 기분으로 일어나게 되면서 몸이 훨씬 더 건강해집니다.

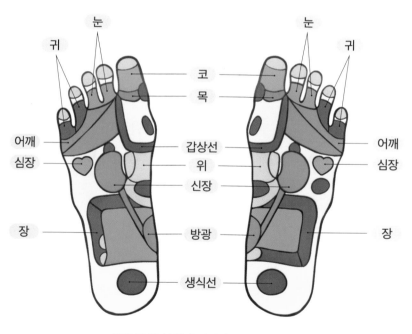

우리 몸 각 부위에 연결된 발바닥 지압점

셋째는 발바닥 아치의 스프링 효과 및 펌핑 효과입니다

맨발로 걸으면 발바닥의 아치가 압축되었다 이완되었다 하며 스프링처럼 작동하는 운동을 많이 하게 되므로 몸 전체의 근골격계를 싸고 있는 근육들이 말랑말랑해지며 족저근막염, 무릎관절염, 척추관협착증 등 근골격계의 통증들이 완화됩니다.

또한 발 등의 정맥 혈관을 압축했다 이완했다 하며 혈액을 펌핑(pumping)해 피가 잘 흐르게 하는 펌핑 효과를 가지게 됩니다. 우리 몸에 있는 혈관을 연결하면 10만㎞가 되는데, 이는 지구 두 바퀴 반을 도는 길이랍니다. 혈관은 피가 심장에서 나가는 동맥과 심장으로 들어오는 정맥, 모세혈관으로 구분하는데 혈관에 피가 제대로 흐르지 않을 경우 혈관이 노화되고 동맥경화를 비롯한 각종 혈관 질병이 발생하게 됩니다. 그런데 맨발로 걸으면 펌핑 효과로 인하여 혈액순환이 잘되어 각종 혈관질환이 예방되고 손발이 차가운 사람도 따뜻해집니다.

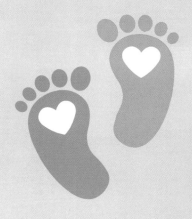

2 맨발로 걸으면
무엇이 좋아질까요?

👣 맨발로 걸으면 뇌 감각을 활성화시켜
   똑똑해져요

👣 맨발로 걸으면 즐겁고 행복해져요

👣 맨발로 걸으면 몸이 건강해져요

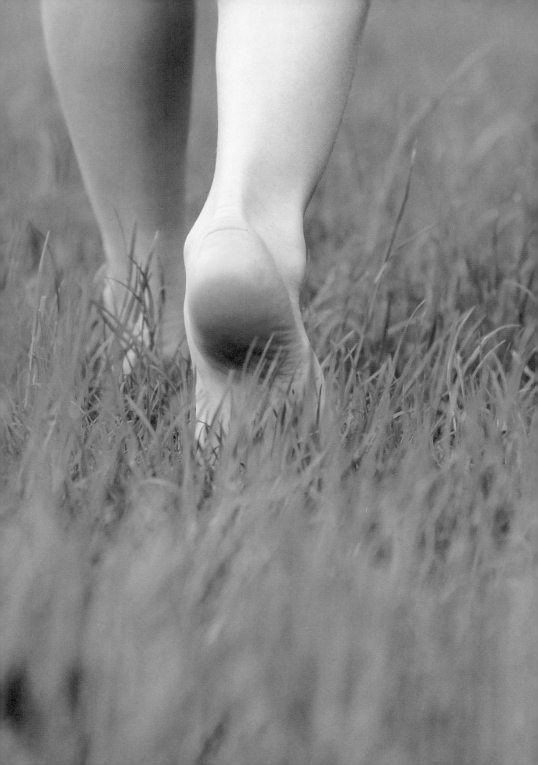

걷는 것이 몸에 좋다는 것을
모르는 사람은 없을 거예요.
그런데 맨발로 걷는 것은 신발을 신고 걷는 것보다
효과가 훨씬 더 크답니다.
의학적으로도 증명이 된 사실이기에
요즘에는 병원에서도 맨발걷기를
권유하는 의사가 많아졌답니다.
맨발로 걸으면 무엇이 좋아지는지 알아볼까요?

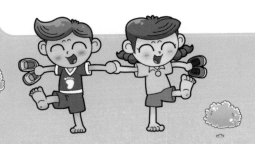

맨발 대장이 될래요!

① 맨발로 걸으면 뇌 감각을 활성화시켜 똑똑해져요

❶ 집중력이 높아져요

맨발로 걸으면 발이 흙의 촉감을 고스란히 느낄 수 있어요. 그래서 감각적 체험을 향상시키며, 관찰력, 인지 능력, 문제해결 능력 등의 발달에 도움을 줄 수 있어요.

그리고 맨발걷기는 다양한 근육을 쓰는 운동이기 때문에 뇌 활동을 촉진시키고, 주의력과 집중력이 높아지도록 도와줍니다.

자연 속에서 활동하므로 우리 친구들의 호기심을 자극하고 창의력을 높이는 데도 도움을 줄 수 있습니다.

② 기억력이 좋아져요

맨발걷기는 발바닥 운동으로서 뇌 기능을 촉진시켜요. 혈류를 증가시켜 뇌에 산소와 영양소를 공급하고, 노폐물을 제거하여 뇌의 기능을 활발하게 하므로 기억력을 강화하는 데 도움을 줍니다.

그리고 스트레스는 기억력을 저하시키는 요인 중 하나인데 맨발걷기를 하면 스트레스가 해소되기 때문에 기억력이 좋아지는 데 도움을 주지요.

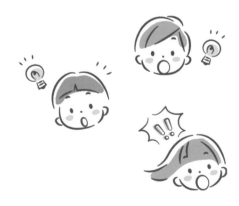

③ 학업 성적이 올라요

꾸준한 맨발걷기는 어린이들의 뇌 활동을 촉진함으로 긴 시간 동안 집중할 수 있게 되고 그 결과 좋은 성적을 내는 데에 도움을 줍니다.

기억력도 향상되기 때문에 학업 성적이 당연히 좋아지겠지요. 스트레스는 학습에 부정적인 영향을 미칠 수 있는데 맨발걷기는 스트레스를 해소하고 편안한 마음으로 학습에 집중할 수 있게 도와준답니다.

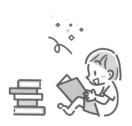

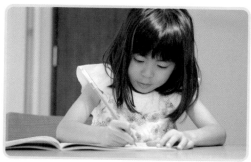

2 맨발로 걸으면 즐겁고 행복해져요

❶ 기분이 좋아져요

신발을 벗고 맨발로 걷는 것은 자유로움을 느낄 수 있게 해 줍니다. 우리가 일상 속에서 느끼는 압박과 제한, 규제에서 벗어날 수 있기 때문에 신선하고 상쾌한 기분을 느낄 수 있게 됩니다.

맨발로 흙을 밟으면 흙의 촉감을 직접 느낄 수 있기 때문에 새로운 감각적 체험으로 기분을 좋게 해 줍니다.

그리고 발을 자극하며 걷는 것은 체온을 조절하는 데 도움이 되므로 우리는 더욱 편안함과 쾌적한 기분을 느낄 수 있게 됩니다.

② 가족과 화목해져요

맨발걷기를 할 때 가족과 함께 하면 더욱 좋겠지요. 재미있는 이야기도 나누고 학교에서 있었던 일 등에 대한 대화도 하면서 걸으면 더욱 의미 있는 시간이 될 거예요. 가족과 함께 숲이나 황톳길을 찾아가 손을 잡고 걷다 보면 더욱 친밀하게 되고 화목한 가정을 이룰 수 있게 될 것입니다.

각자 핸드폰을 보거나 게임을 하느라 가족과 이야기를 나눌 시간이 없어 서먹서먹해지던 관계가 함께 이야기하면서 걷다 보면 훨씬 더 가까워지고 서로를 잘 이해할 수 있게 되어 사랑이 깊어지게 될 거예요. 몸과 마음이 건강하고 친밀하고 행복한 가정을 만들 수 있답니다.

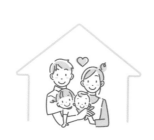

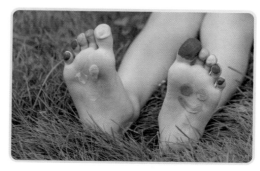

❸ 친구와 사이가 더 좋아져요

학교 운동장이나 놀이터에서 친구들과 함께 맨발걷기와 흙놀이를 하면 친구들과 사이가 더욱 좋아질 수 있어요. 하늘을 향해서 두 팔 벌려 마음껏 웃고 함께 걷다 보면 친구들과 더 친해질 수 있어요.

맨발걷기를 꾸준히 하면 마음이 안정되어 긍정적인 마음을 가지게 됩니다. 또 자연의 아름다움을 접하며 자신을 더욱 사랑하게 되고 친구에 대해서도 고마운 마음을 갖게 되면서 친구들과 사이좋게 지낼 수 있게 되지요.

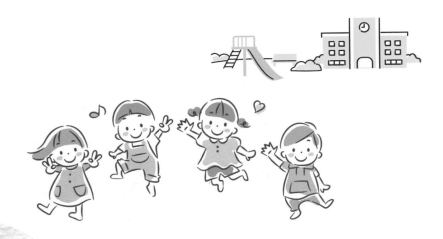

3 맨발로 걸으면 몸이 건강해져요

① 키가 커져요

맨발로 걸으면 발의 아치가 양쪽의 축을 형성하면서 정상적으로 작동하게 되고 균형 있는 정자세(꼿꼿하고 바른 자세)를 유지할 수 있어요.

그리고 발을 자극하여 성장 호르몬 분비가 촉진되기 때문에 키가 더 많이 클 수 있습니다.

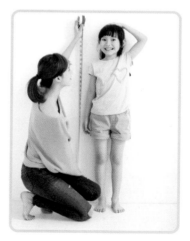

② 건강해져요

맨발걷기를 꾸준히 하면 면역력이 생겨서 아토피, 비염 등이 치유되고 감기에 걸리지 않아요. 또한 ADHD(주의력결핍 과잉행동장애), 분노조절장애와 같은 질병도 예방되고 치유할 수 있어요.

맨발로 걷는 것은 발의 통기성을 개선시키고, 발에 생기는 땀과 습기를 제거합니다. 그래서 발냄새도 줄여주고 발 건강을 좋아지게 할 수 있어요. 또 신발을 신을 때보다 발의 움직임이 자유롭기 때문에 관절과 근육에 무리가 가지 않고, 뼈도 튼튼하게 유지할 수 있어요.

일본의 한 유치원인 토리야마 슈퍼보육원에서 아이들을 종일 맨발로 생활하게 하고 맨발로 흙에서 뛰놀게 했더니 천식이나 아토피 피부염은 물론 뇌성마비 어린이까지 건강을 되찾았다는 연구 결과도 있답니다.

❸ 근육을 발달시키며 균형감각을 키워요

맨발로 걸으면 우리 몸의 근육을 발달시켜 줘요. 발바닥 근육, 종아리 근육, 대퇴부 근육, 엉덩이 근육, 허리와 복부 근육을 활성화시켜 줍니다.

맨발로 걸으면 몸의 안정성을 유지하기 위해 코어(core) 근육을 활용하게 되는데 코어 근육은 허리와 복부 근육을 포함하여 몸의 안정성과 균형을 유지하는 데 중요한 역할을 합니다.

맨발로 걸으면서 발바닥에 가해지는 다양한 지형과 자극에 민감하게 반응하면서 신경 감각이 향상되는데 이는 몸의 균형 조절에 필요한 신호를 더 정확하게 받아들일 수 있게 해 주면서 몸의 균형을 조절하고 유지하는 능력을 향상시켜 줘요.

❹ 운동 능력이 좋아져요

맨발로 걸으면 온몸의 근육이 활성화되면서 다리 근육의
근력과 균형감각이 향상되므로 운동 능력도 좋아집니다.

또한 발바닥의 혈액순환을 촉진시켜 주기 때문에 각 조직
과 세포에 산소 및 영양소의 공급을 증가시키고 노폐물 제
거를 도와 운동 능력을 키워 준답니다.

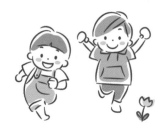

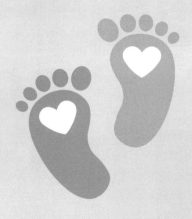

3 안전한 맨발걷기를 위해 이것은 꼭 지켜요

- 발의 상태를 확인해요
- 파상풍 주사를 맞으면 더 안전해요
- 준비운동으로 근육과 관절을 풀어줘요
- 안전한 환경에서 걷고 위험한 곳에는 가지 않아요
- 정면을 응시하고 위험물을 살펴요
- 장난치지 말고 바른 자세로 걸어요
- 맨발걷기 후에는 깨끗하게 씻어요

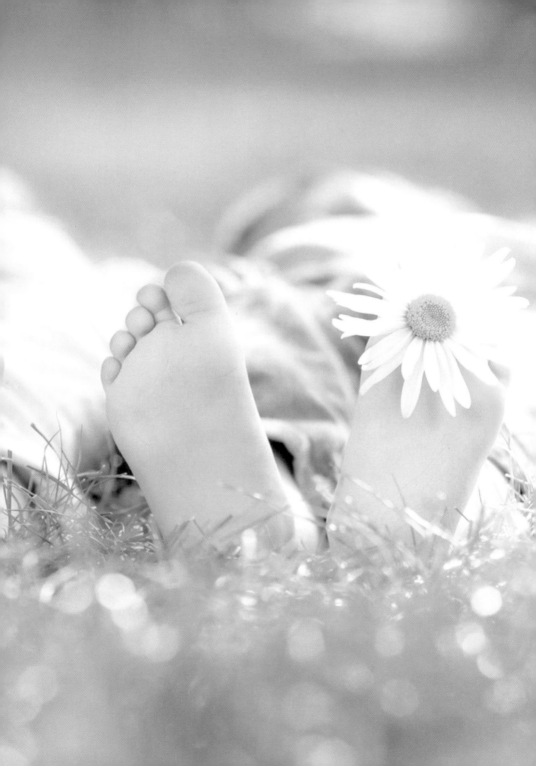

우리는 항상 신발을 신고 살았기 때문에
맨발로 걸으라고 하면 혹시 발바닥을
뾰족한 물체에 찔려 다치지나 않을까,
땅에 있는 세균이 몸속으로 들어가지 않을까
걱정하게 됩니다.
또 미끄러지지는 않을까 염려하기도 합니다.
하지만 다음 사항을 잘 지키면 다치지 않고
안전하게 맨발걷기를 할 수 있어요.

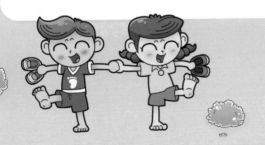

1 발의 상태를 확인해요

맨발로 걷기 전에 발의 상태를 확인하고 관리하는 것이 중요해요. 먼저 발에 상처가 있는지 확인해야 해요. 만약 상처가 있다면 상처를 치료하고 맨발걷기를 하는 것이 좋아요.

발의 피부 상태도 확인해야 해요. 발바닥이 갈라지거나 지나치게 피부가 건조한 경우 발을 다치기 쉬우므로 평소 보습제를 발라 주면서 적절한 관리를 해야 해요.

발톱 길이를 확인하고 관리하는 것도 필요해요. 너무 긴 발톱은 걸을 때 불편을 줄 수 있고, 너무 짧은 발톱은 피부에 상처를 줄 수 있어요. 적절한 발톱 길이를 유지하는 것이 좋아요.

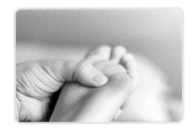

2 파상풍 주사를 맞으면 더 안전해요

맨발걷기로 발에 상처가 날 경우 병원균이 침투할 가능성이 있어요. 따라서 맨발걷기를 하기 전에 병원에서 파상풍 예방접종을 하면 더 안심하고 걸을 수 있어요.

파상풍 예방주사는 한 번 맞으면 그 효과가 10년간 지속되므로 예방접종을 하고 안전하게 맨발걷기를 하는 것이 좋겠지요?

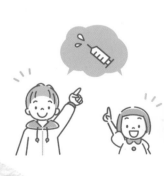
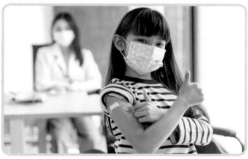

3 준비운동으로 근육과 관절을 풀어줘요

맨발로 걷기를 시작하기 전에 준비운동을 하여 발, 다리 근육과 관절을 풀어줘야 해요. 걷는 동안 우리 몸에 무리가 가지 않도록 사전에 대비해야 합니다. 수영을 하기 전 반드시 준비운동을 하듯이 맨발걷기를 하기 전에도 준비운동을 꼭 해야 해요. 다음과 같은 준비운동을 하고 시작하도록 해요.

❶ 발가락 스트레칭

발가락을 앞으로 당기고 뒤로 미는 동작을 반복하여 발에 있는 근육을 스트레칭해요. 이는 발의 유연성을 높이고 발바닥 근육을 활성화시킬 수 있어요.

② 발목 운동

발목을 시계 방향과 반시계 방향으로 회전하거나, 발목을 앞으로 당기고 뒤로 밀면서 발목을 움직여줘요. 이렇게 하면 발목의 안정성과 근력을 향상시킬 수 있어요.

③ 발 평형 운동

발을 바닥에 평평하게 대고 발바닥을 이용해 앞뒤로 움직여줘요. 이는 발의 균형을 향상시켜 맨발로 걸을 때 넘어지지 않도록 안정성을 높여줍니다.

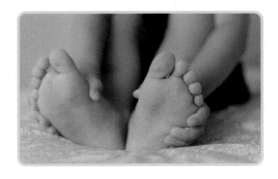

4 안전한 환경에서 걷고 위험한 곳에는 가지 않아요

학교 운동장처럼 평평한 땅이 좋아요. 맨발로 걷는 경우 울퉁불퉁한 땅은 발과 발목에 부담을 줄 수 있어요. 평평하고 거칠지 않은 지면에서 걷는 것이 좋아요.

요즘은 전국 여러 지역에서 맨발 황톳길을 많이 만들어 놓았어요. 황톳길은 편안하고 안전하게 맨발걷기를 하기 좋은 장소예요. 하지만 젖은 황톳길은 미끄러우므로 어린이는 어른에 비해 발 보폭을 작게 하여 조심스럽게 걷는 것이 좋아요.

어린이들은 비탈진 경사면은 미끄러워 자칫 넘어질 염려가 있으니 비탈진 길은 가능한 피해야 해요. 만약 산에 올라갔는데 경사가 있다면 주변의 나뭇가지 등을 붙잡고 내려와야 해요.

그리고 사람들이 다니는 길이 아닌 곳이나 풀숲은 절대로 들어가지 않아야 해요. 풀숲에는 보이지 않는 가시나 낡은 철사, 깨진 유리 등 위험 물질이나 벌레 등이 숨어 있을 수 있기 때문이에요.

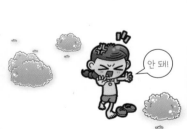

안 돼!

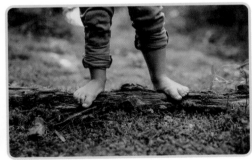

맨발 대장이 될래요!

5 정면을 응시하고 위험물을 살펴요

    맨발로 걸을 때는 정면에 무엇이 있는지 잘 살피면서 걸어야 해요. 유리 조각이나 날카로운 돌멩이 등 위험한 것이 있을 수도 있으니 잘 살피면서 걷는 것이 중요해요.

    특히 산길에 간혹 떨어져 있는 밤송이는 맨발로 걷는 사람들에게는 잘 피해야 하는 위험 물질이에요. 앞을 계속 응시하면서 밤송이나 뾰족한 못, 나뭇가지, 거친 바위 등 위험한 것이 있는지 잘 살피면서 걸어야 해요.

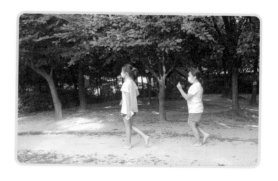

6 장난치지 말고
바른 자세로 걸어요

    혼자 걷는 것보다 친구들과 같이 걸으면 더 오랫동안 걸을 수 있고 더 재미있게 걸을 수 있어요. 하지만 맨발로 걸을 때는 장난을 치면 안 돼요. 장난을 치다가 잘못해서 미끄러지면 다칠 수 있으니 조심해야 해요.

    그리고 바른 자세로 걷지 않고 발을 질질 끌거나 땅을 차면서 걸으면 돌멩이 등에 발을 차여 다칠 수 있으니, 가능한 발을 또박또박 떼어 놓는 느낌으로 걸어야 해요.

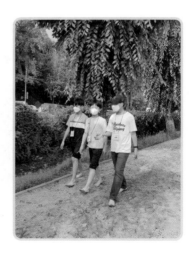

7 맨발걷기 후에는
깨끗하게 씻어요

　자연 속에서 맨발걷기를 하고 나면 발에 흙이나 이물질이 묻어 있는 경우가 많아요. 학교 운동장이나 맨발걷기 길에는 세족장 등 수도 시설이 설치되어 있어서 간단히 발을 씻을 수 있어요. 만약 발 씻는 곳이 없을 경우에는 빈 패트병에 수돗물을 담아가서 발을 씻어야 해요.

　그리고 집에 돌아오면 비누로 발을 깨끗이 씻어야 해요. 발을 마사지해 주면서 혹시 상처가 나지는 않았는지 살피고 보습제를 발라서 발이 건조해지지 않도록 해줘요.

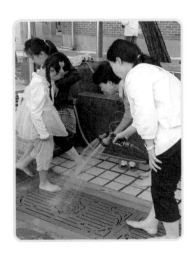

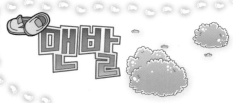

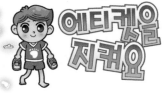

뛰거나 길을 막는 등
다른 사람의 맨발걷기를
방해하지 않아요.

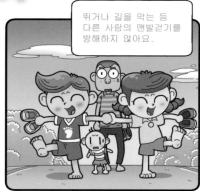

같이 걷는 사람들과
큰소리로 떠들면서
걷지 않도록 조심해요.

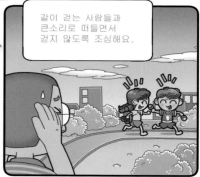

쓰레기를 버리지 않아야 하고,
유리 조각이나 쓰레기가
있으면 발견 즉시 치우는
배려심이 필요해요.

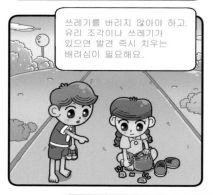

맨발걷기 후에 반드시 지정된
세족 시설이나 수돗가에서
발을 씻어야 해요.
공중화장실 수돗가에서는
씻지 않아요.

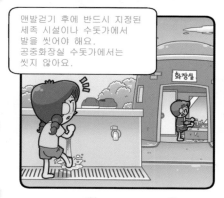

숲이나 산에서 길이 아닌 곳으로
가면 위험할 뿐 아니라
자연을 훼손할 수 있으므로
길이 나 있는 곳으로만 다녀요.

안 돼!

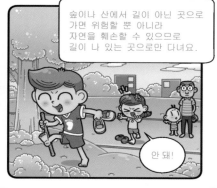

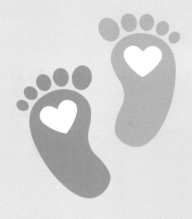

4 맨발로 걸을 때 어떻게 걸으면 더 효과적인가요?

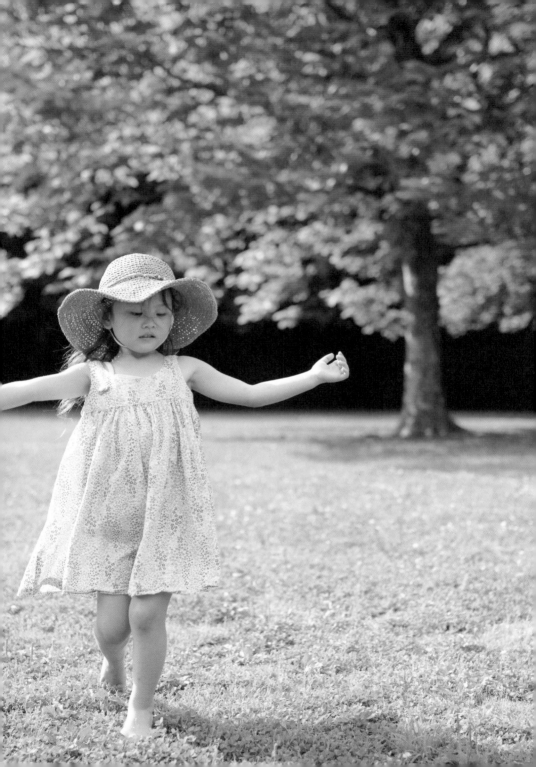

맨발걷기는 바른 자세로 걷는 것이 가장 중요하답니다.
우리가 걸을 때 바른 자세로 똑바로 걷느냐,
아니면 구부정한 자세로 걷느냐,
또 발바닥을 또박또박 떼어 놓으며 걷느냐,
아니면 팔자걸음으로 어기적거리며 걷느냐에 따라
운동 효과는 엄청나게 차이가 날 수 있어요.
어떤 자세로 걸어야 효과가 좋은지 알아볼까요?
우리 몸을 건강하게 해 주는
맨발걷기 일곱 가지 방법에 대해 알아보기로 해요.

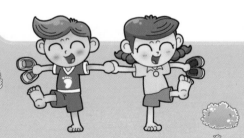

1 두꺼비처럼 천천히 걷기

'두꺼비처럼 천천히 걷기'는 발바닥을 효과적으로 사용하여 균형을 잡고 안정적으로 걷는 방법이에요. 온몸에 힘을 빼고, 학업에 대한 스트레스나 긴장감을 모두 다 떨쳐 버리고 마치 두꺼비가 땅에 딱 붙어서 천천히 움직이듯 걷는 걸음이에요.

두꺼비처럼 걸으면 마음이 편안해지고 평화로워져요. 모든 몸의 관절을 둘러싸고 있는 근육이 말랑말랑해지면서 평소 신발을 신으면서 딱딱해졌던 관절 주변 근육이 유연해지며 건강해지지요.

2 황새처럼 날렵하게 걷기

'황새처럼 날렵하게 걷기'는 우아하고 유연한 움직임을 가지며 발을 가볍게 사용하는 방법으로 세상을 향해 당당히 나아가는 자신만만한 걸음이에요.

어깨를 쭉 펴고 바른 자세를 취하며 시선은 하늘로 당당히 향하고 발뒤꿈치로부터 발허리, 발부리, 그리고 발가락 순으로 둥글게 땅을 디디면서 자신만만하게 걸으며 팔은 앞뒤로 휘휘 젓습니다.

황새걸음은 우리가 추구하는 긍정과 감사 그리고 행복으로 충만한 마음을 갖고 세상을 향해 나아갈 수 있도록 도와줘요.

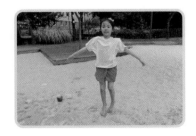

3 까치발로 걷기

　'까치발로 걷기'는 발의 뒤꿈치를 들고 발부리와 발가락들만 사용하여 걷는 걸음이에요. 마치 까치가 꼬리를 사뿐사뿐 위아래로 흔들며 걷는 모습의 걸음이지요.

　까치발 걸음으로 걷게 되면 몸의 무게 중심이 앞으로 이동하기 때문에 몸무게 전체가 발가락 부위에 집중되어 발가락 부위의 지압 효과가 극대화된답니다. 따라서 머리 쪽의 각 지압점들을 집중적으로 자극함으로써 머리를 맑게 해서 잠을 잘 자게 해 주고, 눈과 귀를 밝게 해 주며, 잇몸도 튼튼하게 해 준답니다. 또한 발목과 종아리 근육을 긴장시켜 예쁜 다리를 만드는 데 도움이 되지요.

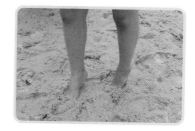

　발가락을 위로 만세 부르듯 뻗어 올리고 발바닥만으로 마치 '잇몸을 우물거리듯 걷기'는 발의 근육을 강화하고 발바닥을 효과적으로 사용하여 걷는 방법이에요. 발가락을 완전히 하늘로 쳐들어 발가락 만세를 부르는 상태에서 발바닥 중앙 허리 부위에 지압 효과를 극대화하는 걸음이지요.

　발바닥 중앙에는 심장, 폐, 간, 위장 등 우리 몸속 주요 장기들의 지압점들이 분포되어 있어요. 잇몸을 우물거리듯 걸으면 각 장기에 혈액이 왕성하게 공급되고, 심장, 폐, 간 등의 기능이 활성화되고, 장 기능이 활발하게 촉진됩니다.

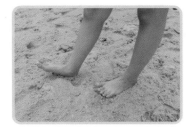

5 주걱을 엎어놓은 듯 걷기

'주걱을 엎어놓은 듯 걷기'는 발가락 전체를 다 오므려 다섯 발가락이 동시에 땅을 끌어쥐고 뒤로 밀 듯 걷는 걸음이에요. 발뒤꿈치와 오므려진 발가락이 땅을 부여잡고 발허리, 발살, 발부리 등은 아치처럼 둥글게 휘어져 걷는 걸음이지요.

이 걸음은 발가락을 앞으로 구부리고 걷는 것에 초점을 맞추어 발의 근육을 더욱 효과적으로 사용할 수 있고 발가락의 움직임과 균형을 향상시키는 데 도움을 줍니다.

발가락 끝은 뇌의 상층부와 눈, 코, 입, 귀 등에 연결되어 있어 머리가 좋아지고, 눈, 코, 입, 귀의 건강을 좋게 해 줍니다.

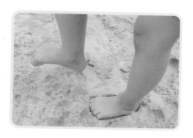

6 스탬프를 찍듯 걷기

'스탬프를 찍듯 걷기'는 발바닥 전체로 땅을 어루만지고 발바닥을 땅에 밀착시키면서 발가락의 엄지, 검지, 중지를 부챗살처럼 쫙 펴서 순서대로 땅을 끌어당기며 걷는 걸음이에요.

발걸음을 안정적으로 유지하고 균형을 향상시켜 주는 이 걸음은 앞의 다섯 가지 걸음을 다 걸어 보고 마지막으로 발뒤축부터 발바닥 전체와 발가락으로 땅을 어루만지며 앞으로 나아가듯이 걸으면서 마무리를 하면 좋아요.

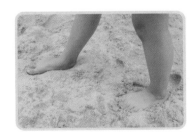

7 가재처럼 뒤로 걷기

'가재처럼 뒤로 걷기'는 뒤로 걷는다는 점에서 앞의 여섯 가지 걸음과 전혀 다른 형태의 걸음이에요.

이 걸음은 앞으로 걷는 것보다 훨씬 더 많은 운동량을 확보하게 해 줘요. 발에 전해지는 힘의 방향이 반대로 작용하기 때문에 근육 발달의 균형을 향상시켜 주지요.

뒤로 걸으면 자칫 장애물에 부딪히거나 위험할 수 있으므로 친구와 또는 부모님과 손을 잡고 한 사람은 앞을 보며 걸으면서 길을 안내해 주고 또 한 사람은 뒤로 걷는 것이 좋습니다.

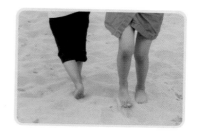

5

맨발걷기는
언제 해야 하나요?

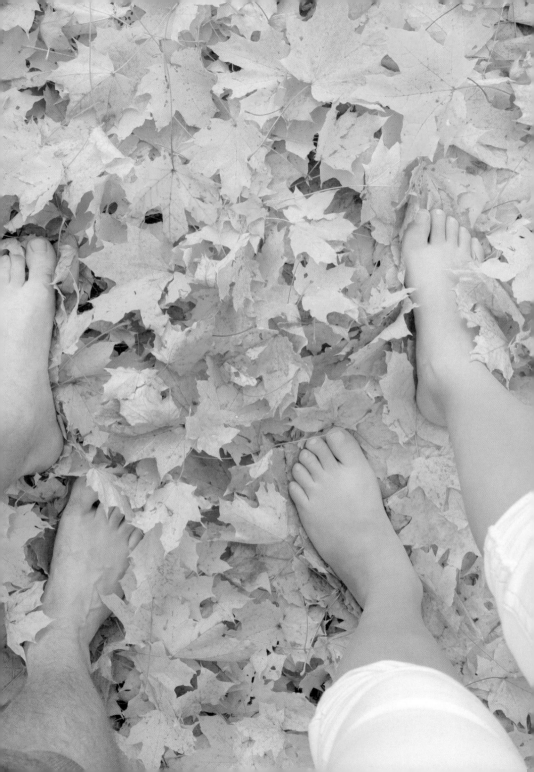

맨발걷기는 언제, 얼마 동안
해야 하는지 묻는 사람이 많아요.
사계절 중 맨발걷기를 하기에
가장 좋은 때는 언제일까요?
정답은 '봄, 여름, 가을, 겨울 다 좋다'입니다.
계절마다 느끼는 매력이 있거든요.
계절에 따른 맨발걷기의 매력이 무엇인지 알아볼까요?
그리고 몇 시간 동안 하는 것이 좋은지에 대해서도
알아보도록 해요.

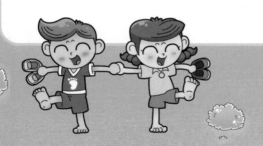

맨발 대장이 될래요!

1 생명의 에너지를 받는 봄의 맨발걷기

만물이 소생하는 봄이 되면 파릇한 새싹이 솟아오르고 화사하고 예쁜 꽃들이 피기 시작해요. 언 땅이 녹고 겨울잠을 자던 동물들도 긴 동면에서 깨어나 움직이기 시작하지요.

봄에 맨발걷기를 하면 이렇게 생동하는 봄의 기운을 온전히 다 받아들일 수 있어요. 몸속 가득 소생하고 생동하는 봄의 기운이 차오르게 되는 것이지요. 맨발로 걷는 봄의 길은 마치 경쾌한 봄의 왈츠와 같이 싱그럽습니다.

대지의 숨결을 느끼며 힘찬 생명의 에너지를 마음껏 받아들이는 것이 봄철 맨발걷기를 하는 우리가 가지는 특권이에요.

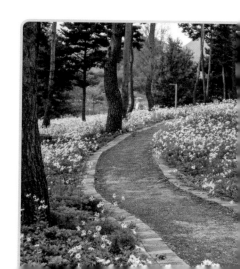

2 숲속과 바닷가에서 만나는 시원한 여름의 맨발걷기

　뜨거운 여름, 태양이 이글거리고 찜통 같은 더위가 계속되지만 숲속은 그래도 제법 서늘해요. 바람이라도 한 줄기 불면 더할 나위 없이 시원하고 청량하지요. 제철을 만난 매미들의 합창이 숲길을 가득 메우고 있어, 여름에 숲속을 맨발로 걸으면 귀가 더 즐겁답니다.

　여름하면 바닷가를 빼놓을 수 없죠. 수영도 신나지만 또 하나의 즐거움은 끝없는 바닷가 모래사장을 맨발로 걷고 모래찜질, 모래성 쌓기 등 놀이를 하는 거예요. 이열치열 더위는 저멀리 도망가고, 건강은 나에게 달려오고, 행복한 웃음소리가 가득 넘치게 됩니다.

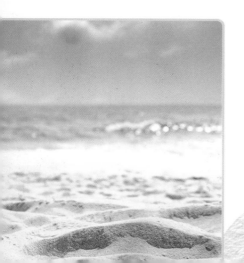

3 아름다운 색의 향연 가을의 맨발걷기

    파랗던 숲길이 빨갛고 노랗게 물드는 계절이에요. 단풍을 보는 즐거움도 있지만 낙엽이 떨어진 길을 걷는 것 또한 가을 맨발걷기의 매력이지요. 가을에 맨발로 걸으면 화려한 낙엽들이 있어 포근하고 화사해져요. 그리고 우리의 몸과 마음도 단풍처럼 아름답게 물들어가는 것을 느낄 수 있어요.

    낙엽들이 숲길 가득 쌓이고 나무들 사이를 나부끼는 날, 숲길에서의 맨발걷기는 축복의 몸짓이 되고, 우리는 화려한 자연의 무대를 걷는 모델이 될 수 있어요. 예쁜 옷을 입은 단풍을 보며 걷는 가을의 맨발걷기는 우리의 마음을 더욱 풍요롭고 여유있게 해 준답니다.

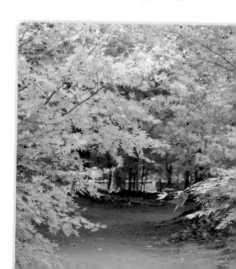

4 추워도 계속해야 하는 겨울의 맨발걷기

  날씨가 추워지는 만큼 우리의 마음과 몸도 움츠러드는 시간이에요. '따뜻해지면 해야지' 하고 미루기 쉽지요. 하지만 겨울에도 우리의 맨발걷기는 계속 되어야 해요.

  딱딱하게 얼어붙은 흙, 모래알, 자갈, 잔 나뭇가지 등의 촉감은 다른 계절과는 차이가 크답니다. 차가운 땅에 발을 디디면 발이 꽁꽁 어는 것처럼 느껴지지만, 걷다보면 오히려 추위를 참고 인내하며 걷는 것에 대한 특별한 매력을 느끼게 되지요.

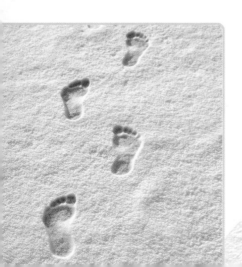

  날씨가 춥다고 집에만 있으면 오히려 감기에 걸리기 쉬우니 옷을 따뜻하게 입고 햇볕을 쬐며 맨발걷기를 하는 것이 좋아요.

5 하루에 얼마나 걸어야 하나요?

　건강을 위한 맨발걷기는 다다익선(多多益善), 즉 많이 걸을 수록 더 좋아요. 그래서 어른들에게는 보통 '하루 세끼 밥 먹듯이 1일 3회 1시간씩 총 3시간을 하라'고 권하고 있지요. 하지만 학교에서 많은 시간을 보내는 학생들은 어른들만큼 자주 그리고 많은 시간을 하기 어렵지요. 그렇지만 하루 한 번 30분에서 1시간 정도씩은 꼭 하는 것이 좋아요.

　이를 위해서는 맨발걷기를 할 수 있는 장소가 집 가까이에 있으면 좋겠지요? 학생들에게는 매일 등교하는 학교 운동장 이 가장 좋아요. 물론 인조잔디가 깔리지 않은 마사토 운동 장이어야 해요. 만약 마사토 운동장이 없는 경우에는 모래 놀이터도 좋아요.

조금 일찍 등교해서 수업 전에 맨발걷기를 하거나, 점심 시간에 맨발걷기를 하고, 오후에도 수업을 마치고 나서 틈틈이 시간을 내서 친구들과 함께 운동장을 맨발로 걸으면 더 즐겁게 하게 되고, 자주 할 수 있게 된답니다.

평일 저녁 시간이나 휴일에는 가족과 함께 동네 가까운 공원이나 숲에 조성된 황톳길이나 맨발산책로 등을 이용해 보세요. 가족과 함께 대화를 나누며 맨발걷기를 하면서 더욱 행복해지는 자신의 모습을 떠올려 보세요. 생각만 해도 기분이 좋아지지 않나요?

만일 아토피, 천식, ADHD, 분노조절장애 등의 치유를 필요로 하는 어린이라면 좀더 자주 더 많은 시간 동안 맨발걷기를 하는 것이 좋아요.

우리가 매일 밥을 먹듯이 매일 꾸준히 맨발걷기를 하면 공부하는 데도 도움이 되고 질병도 치유하고 건강하게 생활

할 수 있어요. 우리가 숨을 쉬고 음식물을 섭취하면서 살아가는 동안 우리 몸에는 활성산소가 계속 생기는데 이 불필요한 활성산소가 몸속에 쌓이지 않도록 매일 맨발걷기를 하는 것이 좋아요.

  더 많은 시간을 하면 좋겠지만 최소한 하루에 30분에서 1시간 이상씩은 자연과 함께 하면서 맨발로 땅을 밟고 손으로 흙을 만지면서 흙과 친하게 지내도록 노력해 봐요. 그러면 누구나 똑똑하고 건강하게 자랄 수 있을 거예요.

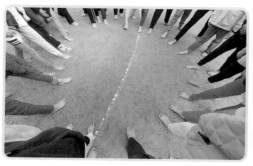
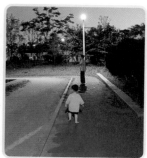

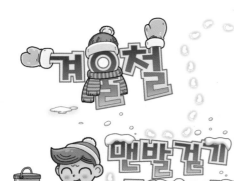

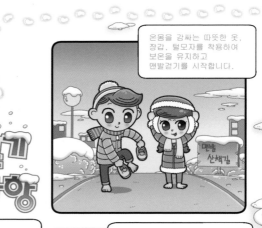

온몸을 감싸는 따뜻한 옷,
장갑, 털모자를 착용하여
보온을 유지하고
맨발걷기를 시작합니다.

영하의 매우 추운 날을 빼면
햇볕을 종일 받은 땅은
한낮에 그리 차갑지 않아요.
겨울철에는 따뜻한 햇살이
비추이는 낮 시간대를 이용하여
맨발걷기를 하는 것이 좋습니다.

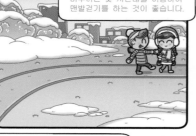

그래도 땅이 차가울 경우,
두터운 양말에 구멍을 2군데 낸
'구멍 양말'을 신는 것도
추위를 이기는 좋은 방법입니다.

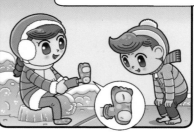

겨울철 맨발걷기 후에는 반드시
먼저 찬물로 발을 씻어야 합니다.
차가워진 발을 바로 더운물로
씻을 경우 동상에 걸릴 위험이
있으므로 찬물로 씻은 후
따뜻한 물로 씻어야 합니다.

그 다음
따뜻한 물

찬물
먼저

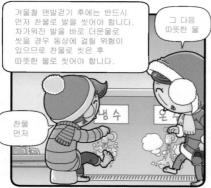

맨발걷기 후 다친 곳은
없는지 잘 살피고
발 관리를 잘 해야 합니다.

내 발은
소중하니까

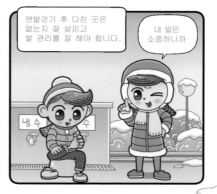

맨발 대장이 될래요!

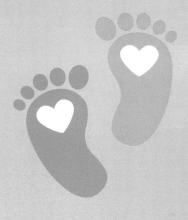

6 맨발로 걷기 좋은 곳은 어디인가요?

- 학교 운동장
- 마을 공원이나 황톳길,
  산책로 등 고운 흙이 있는 장소
- 가까운 산의 숲속 길
- 바닷가 갯벌이나 젖은 모래밭

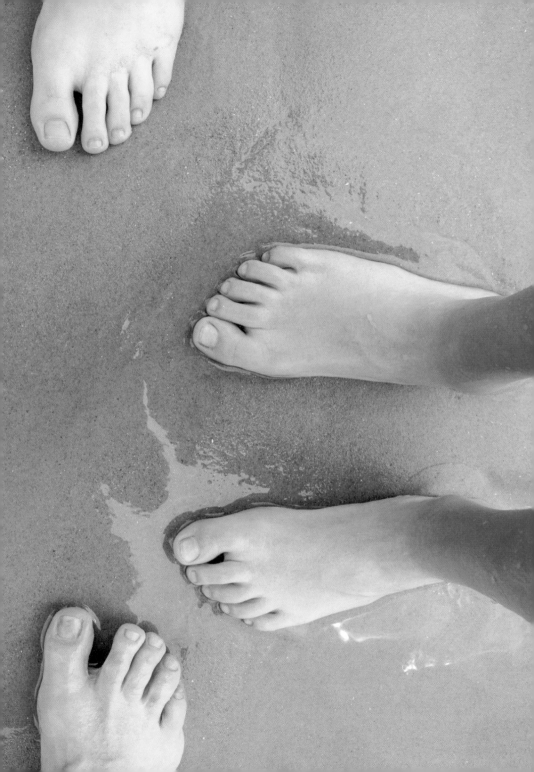

맨발걷기를 하면서 만나는 사람들이 묻는 질문은
"위험하지 않아요?",
"더럽지 않아요?"
이 두 가지가 제일 많아요.
그래요. 맨발로 걷는 땅이나 바닥이 결코 더럽거나
위험한 곳이어서는 안 되겠지요?
그럼 안전하게 맨발걷기를 하기 좋은 장소는
어디인지 알아볼까요?

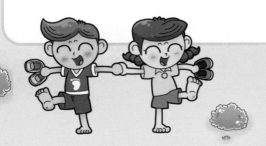

1 학교 운동장

어린이들에게 가장 좋은 맨발걷기 장소는 바로 학교 운동장이에요. 학교 운동장은 언제든지 걸을 수 있다는 장점이 있지요. 맨발걷기는 꾸준히 걸어야 하고 자주 걸을수록 좋기 때문에 집에서 가깝고 자주 갈 수 있는 운동장이 좋아요. 그리고 학교 운동장은 평소에도 안전 관리가 잘 이루어지고 있어 발을 다칠 만한 위험한 것이 없어요. 또 애완동물의 출입이 금지되고 있어 매우 쾌적한 공간이라고 할 수 있지요.

특히 대부분의 운동장에는 마사토가 깔려 있는데 마사토 성분인 모래 알갱이는 발바닥에 연결된 뇌를 자극해 집중력 향상에 도움이 될뿐 아니라 발바닥 지압 효과도 뛰어나기 때문에 우리 건강에 좋습니다.

다만 맨발걷기를 처음 시작할 때에는 까슬거리는 모래 알 갱이로 발바닥이 아플 수 있으니 조금씩 서서히 걸으면서 점 차 발바닥을 단련시키면서 걸어야 해요.

맨발걷기 시범학교의 경우 맨발 체험 장소로 만들어놓은 황톳길이나 황토볼장이 있는데 거기도 맨발걷기를 하기에 좋은 장소가 되겠지요?

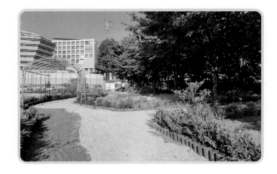

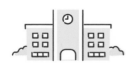

2 마을 공원이나 황톳길, 산책로 등 고운 흙이 있는 장소

　맨발걷기를 즐기는 사람이 많아지면서 공원이나 마을 뒷산 입구 숲길에 구청 등 행정기관에서 마사토나 황토를 이용하여 만든 맨발길, 황톳길이 해가 갈수록 많이 생기고 있어요. 이런 길에서 걸으면 더욱 좋겠죠?

　특히 황토에서 나오는 원적외선은 세포의 생리작용을 활발하게 해 주고 황토 안에는 좋은 미생물이 많아 황톳길에서 맨발걷기를 할 경우 면역력이 더욱 좋아진다고 알려져 있어요.

3 가까운 산의 숲속 길

　피톤치드 가득한 숲속을 걷다보면 머리도 맑아지고 기분도 상쾌해지겠지요? 숲속을 걷다보면 다람쥐를 만날 수도 있어요. 또 아름다운 나무들과 새소리를 보고 들으며 좋은 생각을 떠올리게 되면 스트레스도 줄어들면서 행복감과 긍정심이 높아지고 심리적·정서적 안정감을 가질 수 있어요.

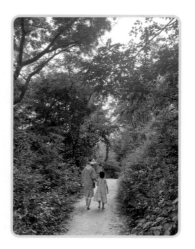

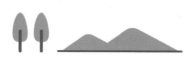

4 바닷가 갯벌이나 젖은 모래밭

    물기와 염분을 가지고 있는 바닷가 모래는 땅속 자유전자의 몸속 흡수가 빨라 활성산소를 중화하는 데 특히 효과적이에요. 더욱이 바닷물이 밀려드는 모래밭은 여름에는 시원하고 겨울에는 따뜻한 데다 밀물 썰물이 흘러 어느 곳보다도 깨끗하므로 바닷가를 걸으면 좋은 점이 많아요. 단 아주 고운 모래밭이라 해도 간혹 조개껍질이나 뾰족한 자갈에 발을 다칠 수 있으니 잘 살피면서 조심해서 걸어야 해요.

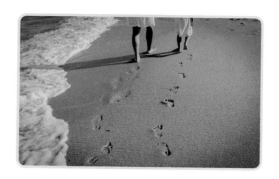

7 맨발걷기 놀이와 활동에는 어떤 것이 있나요?

- 흙은 더럽지 않아요
- 흙은 면역력을 길러줘요
- 맨발로 재미있는 흙놀이를 해 봐요

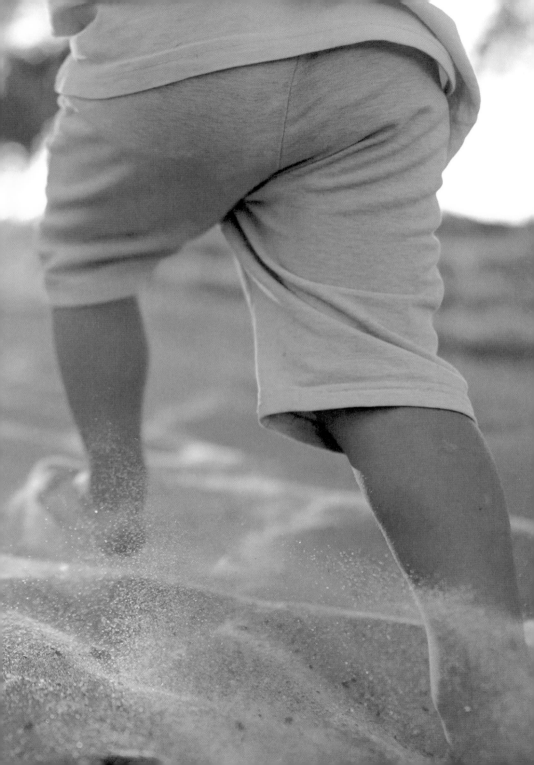

땅은 '치유의 어머니',
'모든 생명의 원천'이라고 합니다.
숲속의 나무들은 누가 돌보지 않아도
울창하게 잘 자라고 있는 것을 볼 수 있지요?
숲속 나무들이 건강한 이유는 땅에 뿌리를 내리고
땅으로부터 자유전자를 충전 받고 있기 때문이에요.
우리도 신발을 벗고 맨발로 걷고,
맨손으로 흙을 가지고 놀이를 하면
땅으로부터 생명의 자유전자를 충전 받아
더욱더 건강하게 잘 자랄 수 있답니다.
맨발로 흙에서 할 수 있는 놀이와 활동에는
어떤 것들이 있는지 알아볼까요?

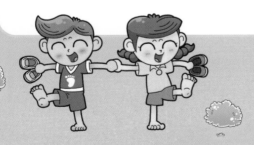

맨발 대장이 될래요!

1 흙은 더럽지 않아요

옷이나 손에 흙이 묻으면 더럽다고 생각하고 얼른 털어내지요? 하지만 흙은 더럽지 않답니다. 학교 운동장과 바닷가 모래, 숲속의 흙은 떠오르는 태양, 시원한 바람, 산뜻한 공기, 가끔 내리는 빗물에 의해서 매일 매일 소독이 됩니다. 우리가 신는 신발 속보다 자연의 흙 속이 훨씬 더 깨끗하다는 것이 연구자들을 통해 밝혀지고 있어요.

흙을 더럽다고 여기지 말고 흙을 손으로 만지고 맨발로 걸으며 마음껏 흙놀이를 해 보세요. 그리고 난 후 물로 깨끗이 씻으면 여러분은 더욱더 건강한 생활을 할 수 있을 것입니다.

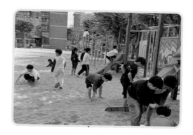

흙에는 다양한 세균이 들어 있답니다. 그런데 흙 속에는 유해균보다 유익균이 훨씬 더 많아요. 흙 속의 대표적인 유익균인 마이코박테리움 바카에(Mycobacterium vaccae)는 우리 몸에 들어오면 행복 호르몬인 세로토닌(Serotonin)을 나오게 해서 우리 마음이 행복해짐을 느끼게 해 주지요.

여러분도 모래 놀이터나 바닷가 모래사장에서 시간 가는 줄 모르고 놀았던 기억이 있지요? 흙 속 유익균이 마음을 행복하게 해 주었기 때문이랍니다.

흙 1g에는 수십억 마리의 미생물이 살고 있어요. 이러한 흙을 손으로 만지고 맨발로 걸으면 우리 몸은 다양한 세균을 접하게 된답니다. 오염되지 않은 천연 흙 속의 다양한 박테

리아와 접촉하면 우리 몸은 면역력이 더욱 좋아져서 건강한 생활을 할 수 있지요.

그러므로 우리는 맨발로 우리 몸의 면역력을 길러주는 흙과 자주 만나야겠지요?

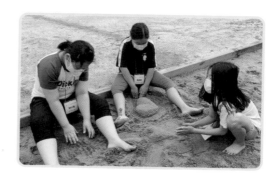

3 맨발로 재미있는 흙놀이를 해 봐요

맨발로 노는 것은 재미뿐만이 아니라 건강까지 선물로 주는 유익한 활동이에요. 맨발 활동은 발바닥 근육을 강화하고, 균형감각을 향상시키며, 자유로운 느낌을 제공해 줍니다.

컴퓨터와 휴대폰이 없던 옛날에는 어린이들이 맨발로 땅을 뛰어다니고 흙놀이를 많이 하며 놀았어요. 그래서 아토피, ADHD, 분노조절장애와 같은 질병이 지금처럼 많지 않았어요. 우리 어린이들이 맨발로 재미있는 흙놀이를 더 많이, 더 자주 해야 할 이유입니다.

모래 놀이터나 바닷가에서 할 수 있는 재미있는 맨발 흙놀이는 어떤 것이 있는지 알아볼까요?

① 두꺼비집 짓기

- 한 손을 흙 속에 파묻고 다른 한 손으로 흙을 쌓은 후 두드리고 다독거리며 두꺼비집을 짓는다.
- 살그머니 손을 빼어서 누구 집이 가장 깊고 튼튼한지 견주어 본다.
- 물기 머금은 모래나 진흙이 놀이하기에 좋다.

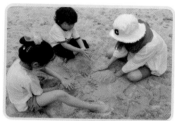

② 깃발 쓰러뜨리기

- 흙을 둥그렇게 쌓아 올린다.
- 중심에 깃발을 꽂는다.
- 가위바위보로 이긴 사람부터 흙을 조금씩 끌어간다. 이때 깃발이 쓰러지지 않도록 조심해서 흙을 가져가야 한다.
- 흙을 끌어가다가 깃발을 쓰러뜨리는 사람이 지는 게임이다.

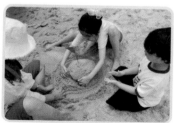

③ 땅따먹기 놀이

- 땅에 자리를 정하고 반원을 그려 자기 집을 그린다.
- 동전 크기만한 돌멩이를 말로 해서 손가락으로 세 번 튀겨서 자기 집으로 돌아오는데 말이 멈춘 지점을 0로 표시해 두었다가 연결해서 자기 땅을 만든다.
- 땅을 많이 차지한 사람이 이기는 게임이다.

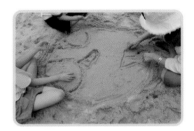

④ 해변에서 모래성 쌓기

- 바닷가 모래사장에 맨발을 묻고 편하게 앉는다.
- 물기 머금은 보드라운 모래를 만지며 흙의 촉감을 느껴본다.
- 모래를 이용하여 다양한 모양의 모래성을 쌓는다.
- 모래성 마을을 만들고 친구와 놀이를 한다.

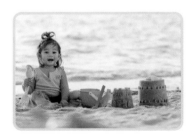

⑤ 맨발 투호놀이

- 상대방과 같은 개수의 화살을 나눈다.
- 정해진 거리에 맨발로 서서 통 속으로 화살을 던진다. 이때 한 번 던지면 다음은 차례를 바꿔 상대방이 던지는 방식으로 번갈아서 한다.
- 통 속에 화살을 더 많이 넣은 사람이 이기는 놀이다.

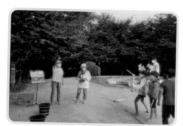

⑥ 맨발 사방치기

- 돌을 손으로 잡고 번호에 맞는 칸으로 들어가도록 던진다.
- 깨금발 뛰기와 양발 뛰기를 반복하면서 금을 밟지 않고 땅을 통과한다.
- 뒤돌아서서 다시 제자리로 돌아오는 놀이다.

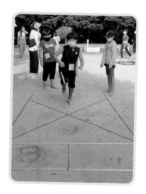

❼ 맨발 양궁

- 맨발 발등 위에 콩주머니를 올린다.
- 발로 차며 동그라미 안으로 콩주머니를 던진다.
- 중심에 제일 가까이 던진 사람이 이기는 놀이다.

 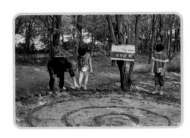

❽ 맨발 제자리 멀리뛰기

- 출발선에 선다.
- 양팔을 위로 들어올려 가슴을 활짝 펴고 활처럼 뒤로 휘게 하여 젖히면서 힘껏 뛴다.
- 제일 멀리 뛴 사람이 이기는 놀이다.
- 출발선보다 몇 걸음 뒤로 물러나 뛰기 시작하여 출발선을 딛고 뛰는 멀리뛰기 방법도 있다.

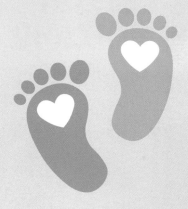

8 맨발걷기하면서 이렇게 좋아졌어요

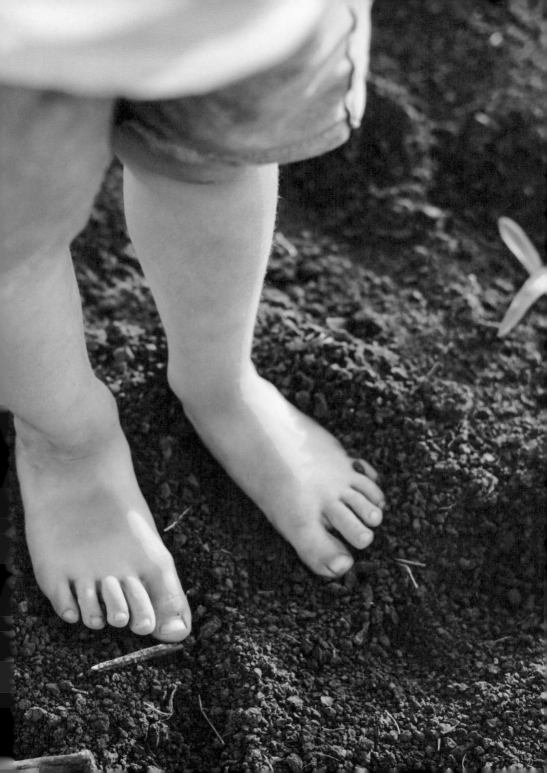

맨발로 걸으면 우리 몸이나 마음이
얼마나 또 어떻게 건강해지는지 궁금하지 않나요?
실제로 맨발걷기를 한 후 질병이 나은 사례,
그리고 평소 자신의 마음가짐이나 태도가
변화된 사례들을 살펴볼까요?

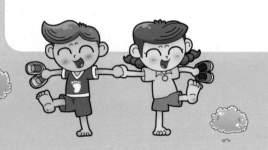

1 섬유근염과 아토피 피부염 개선

최○우

    지난 2020년 7월 3일 토요일, 자가면역질환 질병인 섬유근염과 아토피 피부염으로 고생하던 ○우(당시 초등학교 4학년)는 외할아버지, 외할머니, 엄마, 여동생 등과 함께 대모산 맨발걷기숲길힐링스쿨 모임에 참석했어요. ○우는 박동창 회장님의 조언을 듣고 맨발걷기를 하기로 결심하고 매일 맨발로 집 마당의 땅에서 뛰어놀았어요. 그리고 휴일에는 엄마와 함께 집 근처 일산 호수공원과 정발산에 가서 1시간 이상씩 꾸준히 맨발로 걸었어요.

    맨발로 걸은 지 한 달 반이 지나자 좋아진 모습이 확실히 보이기 시작했어요. 몸의 면역체계가 정상적으로 바뀌고, 자기세포를 공격하는 질병인 섬유근염과 아토피 피부염이 점차 사라졌어요. 피부가 깨끗하게 된 ○우는 전에 비해 얼굴

표정도 훨씬 더 밝아져 자신감도 많이 높아졌어요.

　병원을 다니며 많은 약과 주사 등 여러 가지 치료에도 좋아지지 않았던 ○우의 아토피, 섬유근염 등 자가면역질환이 맨발걷기 후에 깨끗하게 좋아진 거죠.

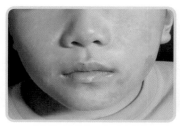
2019년 아토피 얼굴 피부

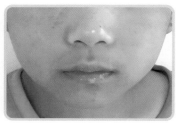
2020년 8월 17일
맨발걷기 1.5개월 후의 얼굴 피부

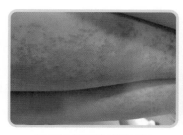
2019년 아토피 다리 피부

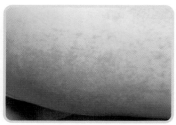
2020년 8월 17일
맨발걷기 1.5개월 후의 다리 피부

2 아토피 피부염 개선

장○성

○성(함양 지곡초 4학년)이는 2024년 4월 27일 박동창 회장님의 맨발걷기 강의를 듣게 되었어요. 그리고 맨발로 걸으면 아토피 피부염이 나을 것이라는 희망을 갖게 되었지요.

학교에서 매일 쉬는 시간, 점심시간을 이용해 맨발로 걸었어요. 그리고 집에서는 마당 한 곳의 흙을 판 작은 구덩이에 두 발을 묻거나 흙마당을 맨발로 뛰어놀았어요.

그 이후 조금씩 좋아지던 아토피 피부염이 한 달 만인 5월 27일 너무나 깨끗해져서 온 가족이 깜짝 놀랐어요. 초콜릿을 조금이라도 먹으면 피부가 바로 뒤집어지듯 붉어지며 가려운 증상이 있었는데 맨발걷기를 한 후로는 초콜릿을 먹어도 가렵지 않고 붉어지지도 않으니 너무 행복하다고 해요.

"그전에는 만화책을 엄청 좋아했는데 이제는 박동창 회장님이 쓰신 맨발걷기에 대한 책을 읽는 것이 더 재미있게 느껴진다"는 ○성이는 좋은 식사 습관과 함께 맨발걷기를 계속하여 아토피가 완전히 나을 수 있도록 매일매일 맨발걷기를 꾸준히 하고 있답니다.

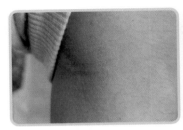

2024년 4월 24일
맨발걷기 전 피부

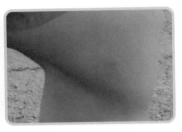

2024년 5월 27일
맨발걷기 후 피부

3 집중력 향상과 행복한 마음 충만

조○우

　○우(서울 교동초 5학년)는 맨발걷기를 하면 기분이 좋아지고 수업을 할 때 집중이 잘 된다고 해요. 예전에는 실수로 한 두 개씩 틀리던 문제들을 맨발걷기를 열심히 한 이후에는 틀리지 않게 되었고, 실력이 늘면서 공부가 재미있어졌다고 해요. 맨발로 걷다보니 예전에는 자주 걸리던 감기도 잘 걸리지 않는다고 해요.

　그리고 아침에 등교하면서 수업 전에, 또 점심시간에 맨발걷기를 하다 보니 친구들과 사이가 더 좋아져서 너무 행복하다고 해요. 같이 걸어주시는 선생님들과 대화를 나누며 학교생활이나 진로에 대한 상담도 할 수 있어서 맨발로 걷는 시간이 너무나 기다려진다고 합니다.

○우는 가족과도 함께 맨발걷기를 하고 싶어서 가족여행을 갔을 때 부모님과 같이 걷자고 말했다고 해요. 흔쾌히 같이 걸어주신 부모님도 맨발걷기가 이렇게 좋은지 몰랐다면서 좋아하셨고, 좋은 맨발길을 찾아 가족이 함께 걸으니 친밀감도 좋아지고 더욱 화목해져서 가족 모두가 너무 행복한 생활을 하고 있답니다.

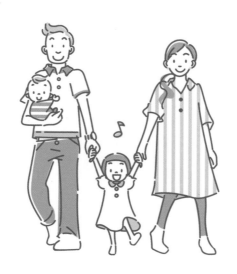

4 가족과의 관계가 좋아지고 키도 쑥쑥

김〇우

〇우(중학교 1학년)는 엄마와 함께 2024년 2월부터 아파트 근처에 조성된 인천 연수구 봉제산 황톳길을 맨발로 걷고 있다고 해요.

〇우는 5학년 말부터 사춘기가 엄청 심하게 왔는지 엄마에게 화도 자주 내고 말도 못 붙이게 하는 등 성격이 예민해져 엄마가 힘들어 하시고 걱정을 많이 했어요. 그런데 작년 2월, 봉제산 황톳길을 매일 엄마와 함께 하루 2시간씩 걷기 시작한 이후부터 달라지기 시작했어요.

제일 먼저 머리가 맑아지고 집중력이 좋아져 성적이 많이 향상되었고, 엄마가 공부하라는 말을 하지 않아도 스스로 열심히 공부하고 있어요.

그리고 공격적인 어투로 말하고 신경질 내던 일이 없어지고 성격이 긍정적으로 변했어요. 예전에는 엄마가 한 마디만 해도 잔소리처럼 들려서 짜증을 내곤 했는데 지금은 엄마와 친해지면서 엄마의 이야기를 귀담아 듣게 되었다고 해요. 뿐만 아니라 "엄마, 사랑해!"라는 표현도 자주 해서 엄마를 행복하게 해 준다고 해요.

또한 마을 주민들이 걷기 좋게 황톳길에 호스로 물도 뿌리고 울퉁불퉁한 땅을 호미로 골라주어 맨발길을 걷기 좋게 만드는 봉사활동에 스스로 즐겁게 참여하고 있어요. 그러다 보니 ○우는 맨발걷기를 하면서 점점 마음이 밝아지고 따뜻한 아이가 되었고, 키도 많이 커서 항상 감사하는 마음으로 맨발걷기를 하고 있다고 합니다.

5 사춘기 극복

박○랑

어릴 때부터 잔병치레가 많았던 ○랑(중학교 2학년)이는 감정 조절이 잘 안 되고 무척 짜증이 많았어요. 이후 발달장애 진단을 받아 부모님의 걱정이 참 많았지요.

특수학교에 재학 중인 어느날 ○랑이 엄마가 맨발걷기가 아이들의 정서 발달에도 도움이 된다는 것을 알고 ○랑이와 함께 학교 운동장에서 맨발걷기를 시작했다고 해요. 처음에 ○랑이는 감각적으로 예민하여 잘 걷기 못하고 뒤뚱뒤뚱거렸는데, 2개월 정도 지나면서부터 걸음이 안정되었고, 사춘기로 인한 까칠함도 완화되었다고 해요.

그리고 새벽 2시에 항상 깨고 소변을 보느라 화장실을 가야 해서 ○랑이와 엄마가 숙면하기 어려웠는데, 맨발걷기를 한 이후부터 새벽에 깨지 않고 아침까지 숙면을 하게 되었다고 해요.

　딸과 함께 하는 맨발걷기로 인해 ○랑이 엄마는 새 희망이 샘솟는다고 합니다. 딸이 아프면 해결할 수 있는 땅이 있고, 맨발걷기를 통해 지금보다 더 지혜로워질 것을 확신하니까요.

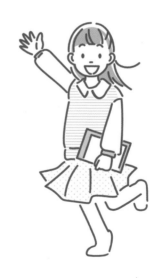

6 몸과 마음의 건강 UP

정○미 선생님

서울교동초등학교는 2022년 4월에 운동장 마사토 정비 작업으로 운동장 흙의 불순물을 제거하고 전교생과 전 교직원이 함께 맨발걷기를 시작했다고 해요.

정선생님은 처음에는 단순히 자연을 가까이 느끼고, 스트레스를 해소하려고 맨발걷기를 시작했지만, 점차 그 효과를 몸소 체험하게 되었어요. 처음 맨발로 흙을 밟을 때에는 다소 낯설고 불편했지만 아침에 일찍 출근해서 꾸준히 해 보기로 마음먹고 학교 운동장을 천천히 걸으니 자연과 하나가 되는 기분을 느꼈고 마음의 평온함을 느꼈다고 해요.

시작 후 몇 주 동안은 발바닥이 따끔거리거나 거친 느낌이 있었는데 꾸준히 하다 보니 예전에 다쳤던 발목과 무릎의 통증이 눈에 띄게 줄어들었다고 해요. 특히 발 근력이 강화된 덕분에 걸음걸이가 더 가볍고 안정적이 되었고 피로를 쉽게 느끼던 다리도 활력이 넘치고 부종도 서서히 줄어들었어요.

학교 업무나 학부모 상담으로 인해 복잡했던 생각들이 정리되고, 스트레스가 해소되면서 정신 건강에도 긍정적인 영향을 주는 것 같다고 해요.

이러한 경험을 통해 맨발걷기가 단순한 운동을 넘어 몸과 마음의 건강에도 큰 도움이 된다는 것을 깨달았어요. 이제는 맨발걷기가 일상 속의 소중한 습관이 되었다며 앞으로도 꾸준히 맨발걷기를 해서 몸과 마음의 건강, 그리고 행복감을 느낄 것이라고 말했어요.

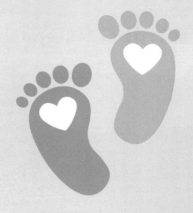

9 맨발걷기 챌린지에 도전할래요

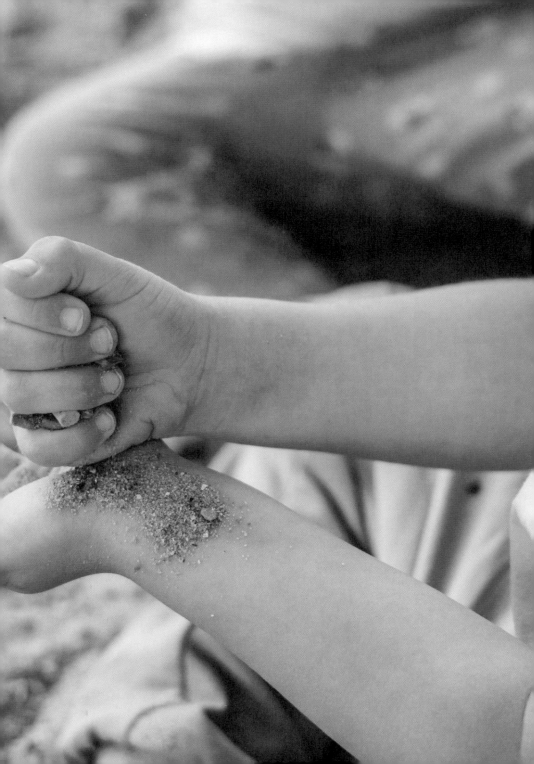

맨발걷기는 처음 시작하기에 망설여지지만
한번 시작하면 너무 좋아서 계속 하고 싶어진답니다.
'시작이 반이다'라는 말처럼 시작이 참 중요하죠.
건강에 유익한 좋은 습관을 들이기 위해서
일주일 동안 맨발걷기에 도전해 보세요.

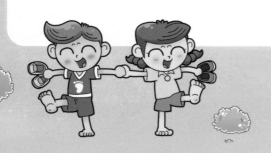

맨발 대장이 될래요!

1 맨발걷기 일주일 도전

1일차 맨발걷기 챌린지 기록표 (　　년　　월　　일)

시작 전 준비운동은 했나요?	
어디를 걸었나요?	
누구와 걸었나요?	
몇 분 동안 걸었나요?	
맨발걷기 1일 내 발 사진을 찍거나 그림을 그려 보세요.	
1일차 맨발걷기 후 나의 느낌이나 생각을 써 보세요.	

2일차 맨발걷기 챌린지 기록표 (　년　　월　　일)

시작 전 준비운동은 했나요?	
어디를 걸었나요?	
누구와 걸었나요?	
몇 분 동안 걸었나요?	
맨발걷기 2일 내 발 사진을 찍거나 그림을 그려 보세요.	
2일차 맨발걷기 후 나의 느낌이나 생각을 써 보세요.	

3일차 맨발걷기 챌린지 기록표 (년 월 일)

시작 전 준비운동은 했나요?	
어디를 걸었나요?	
누구와 걸었나요?	
몇 분 동안 걸었나요?	
맨발걷기 3일 내 발 사진을 찍거나 그림을 그려 보세요.	
3일차 맨발걷기 후 나의 느낌이나 생각을 써 보세요.	

4일차 맨발걷기 챌린지 기록표 (　　년　　월　　일)

시작 전 준비운동은 했나요?	
어디를 걸었나요?	
누구와 걸었나요?	
몇 분 동안 걸었나요?	
맨발걷기 4일 내 발 사진을 찍거나 그림을 그려 보세요.	
4일차 맨발걷기 후 나의 느낌이나 생각을 써 보세요.	

5일차 맨발걷기 챌린지 기록표 (　년　　월　　일)

시작 전 준비운동은 했나요?	
어디를 걸었나요?	
누구와 걸었나요?	
몇 분 동안 걸었나요?	
맨발걷기 5일 내 발 사진을 찍거나 그림을 그려 보세요. 📷	
5일차 맨발걷기 후 나의 느낌이나 생각을 써 보세요.	

6일차 맨발걷기 챌린지 기록표 (년 월 일)

시작 전 준비운동은 했나요?	
어디를 걸었나요?	
누구와 걸었나요?	
몇 분 동안 걸었나요?	
맨발걷기 6일 내 발 사진을 찍거나 그림을 그려 보세요.	
6일차 맨발걷기 후 나의 느낌이나 생각을 써 보세요.	

맨발 대장이 될래요!

7일차 맨발걷기 챌린지 기록표 [년   월   일]

시작 전 준비운동은 했나요?	
어디를 걸었나요?	
누구와 걸었나요?	
몇 분 동안 걸었나요?	
맨발걷기 7일 내 발 사진을 찍거나 그림을 그려 보세요.	
7일차 맨발걷기 후 나의 느낌이나 생각을 써 보세요.	

2 맨발걷기 다양한 미션

ᰃᰃ 미로 걸어 보기

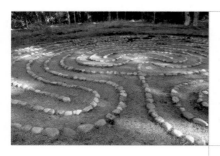

운동장에 미로 모양의 구간을 만들고 그 안을 맨발로 걸어 보세요. 뒤죽박죽이거나 구불구불한 미로도 좋습니다. 규칙을 정해서 친구들과 미로 걷기를 해 보세요.

맨발로 미로를 찾아가며 재미있었던 점은 무엇인가요?	
미로를 잘 찾는 나만의 아이디어가 있나요?	
맨발로 미로를 걸을 때 주의할 점은 무엇일까요?	

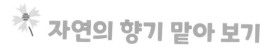

자연의 향기 맡아 보기

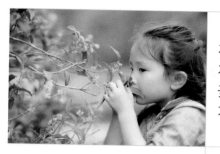

자연 속을 맨발로 걸으며 다양한 자연의 향기를 맡아 보세요. 풀, 꽃, 나무나 흙에서 나는 특유의 향기를 찾아서 맡아 보세요.

내가 맡아본 자연의 향기는
어떤 것이 있나요?

맨발로 서서 자연의 향기를
맡아본 느낌이 어땠나요?

자연의 향기를 맡을 때
어떤 점에 주의해야 할까요?

숲속 소리 찾기

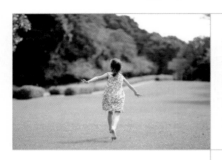

숲속으로 들어가서 다양한 소리를 들어 보세요. 맨발로 천천히 걸으면서 나뭇잎이 부서지는 소리, 새의 지저귐, 바람에 흔들리는 나뭇가지 소리 등에 귀 기울여 보세요.

내가 맨발로 걸으며 숲속에서 들어 본 자연의 소리는 어떤 소리였나요?	
숲속에 울려 퍼지는 자연의 소리를 들으며 어떤 느낌을 받았나요?	
숲길을 맨발로 걸을 때 주의해야 할 점은 무엇일까요?	

♡ ♪ 발 아트 만들기 ☆

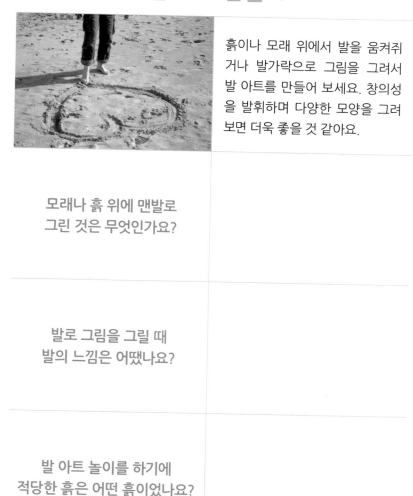

흙이나 모래 위에서 발을 움켜쥐거나 발가락으로 그림을 그려서 발 아트를 만들어 보세요. 창의성을 발휘하며 다양한 모양을 그려 보면 더욱 좋을 것 같아요.

모래나 흙 위에 맨발로
그린 것은 무엇인가요?

발로 그림을 그릴 때
발의 느낌은 어땠나요?

발 아트 놀이를 하기에
적당한 흙은 어떤 흙이었나요?

3 맨발걷기 인증

    맨발걷기를 하면서 사진을 찍어 보세요. 놀이나 활동을 하는 모습도 찍어 보고 가족과 함께 하는 모습, 친구들과 함께 하는 모습을 예쁘게 담아 보아요.

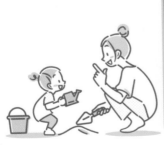

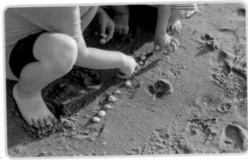

맨발 대장이 될래요!

놀이나 활동 모습

가족과 함께 하는 모습

친구들과 함께 하는 모습

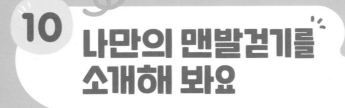

10 나만의 맨발걷기를
소개해 봐요

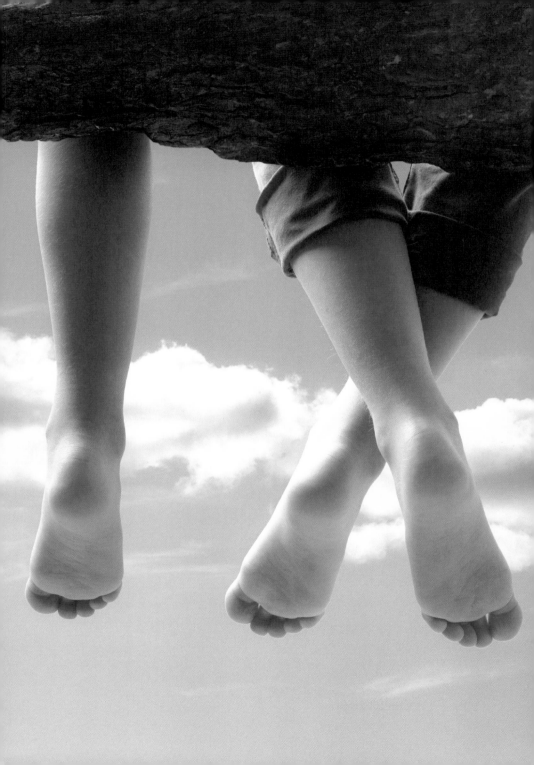

1 맨발걷기에 대해 처음 생각했을 때와 지금의 생각이 어떻게 바뀌었는지 적어 볼까요?

2 맨발걷기를 하고 난 후 무엇이 변화되었나요?

맨발 대장이 될래요!

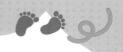

③ 친구들과 함께 맨발걷기 모임을 만들어 볼까요?

④ 가족과 함께 맨발걷기를 하면서 어떤 이야기를 나누었나요? 가족과 함께 하면서 제일 좋았던 것은 무엇인가요?

5 내가 생각하는 맨발걷기란 무엇인지 말해 볼까요?

6 모르는 사람이 맨발걷기에 대해 묻는다면 뭐라고 소개하고 싶은가요?

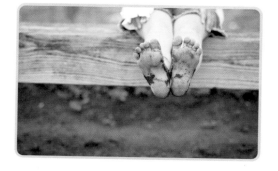

부록 여기에 가 보세요

- 맨발의 성지 대모산
- 맨발의 명소 계족산
- 서대문구청에서 조성한 안산황톳길
- '전국 맨발길 소개' 앱

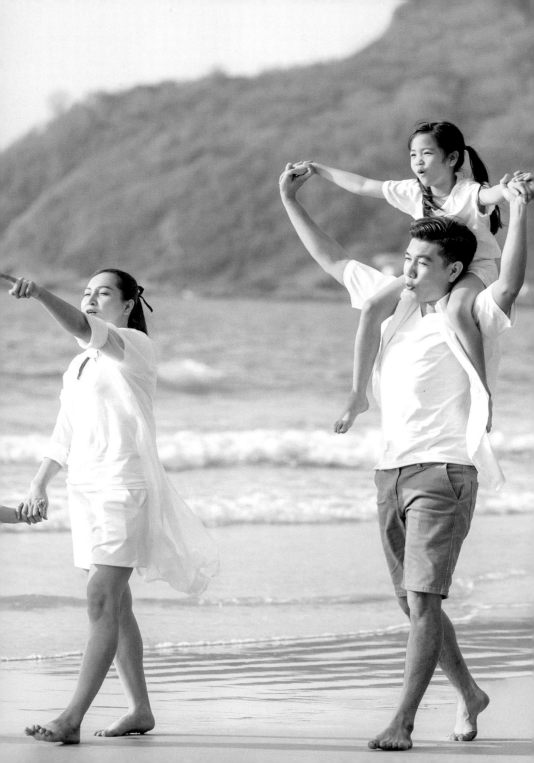

1 맨발의 성지 대모산

　서울 강남구에 위치한 대모산은 일원역 5번 출구 또는 수서역 6번 출구에서 가까워요. 촉촉한 진흙과 마사토가 어우러진 맨발걷기 좋은 흙길이 이어지는 해발 293m의 산입니다. 대모산은 맨발의 성지로 많은 사람이 찾고 있으며 이곳에서는 맨발걷기국민운동본부 박동창 회장님의 '맨발걷기 숲길힐링스쿨'이 매주 토요일 2시 30분부터 5시까지 운영되고 있습니다.

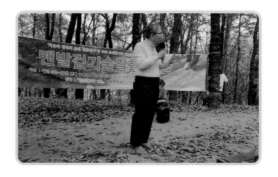

2 맨발의 명소 계족산

　계족산은 대전광역시 대덕구와 동구에 걸쳐 있는 산으로 429m의 산입니다. 이곳에는 명품 100리 숲길과 장동산림욕장 안에 계족산 산중턱 임도를 따라 조웅래 회장님이 맨발인들을 위해 조성한 14.5km의 황톳길이 있습니다. 장동산림욕장 입구에서 시작하여 원점삼거리, 임도삼거리, 절고개삼거리까지 숲속에 촉촉한 황톳길이 길게 이어집니다.

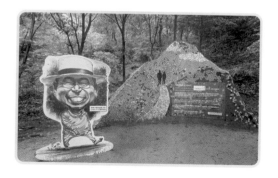

3 서대문구청에서 조성한 안산황톳길

서울 서대문구 안산황톳길은 서대문구청 뒤 안산자락길에 위치하고 있으며 길이 550m, 폭 2m로 도심 속에서 숲속 황톳길을 걸으며 힐링할 수 있는 장소예요.

황토 족탕, 황토 볼장, 세족장이 잘 갖추어져 있고, 겨울에도 춥지 않게 맨발걷기를 할 수 있도록 전 구간에 비닐하우스를 설치하였어요.

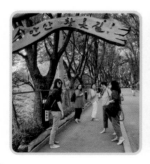
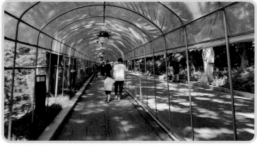

4 '전국 맨발길 소개' 앱

맨발로 걸을 수 있는 곳을 찾고 싶다면?

QR 코드를 찍고 앱을 다운받아 보세요!

맨발걷기의 좋은 점과 다양한 정보를 한눈에 볼 수 있어요.

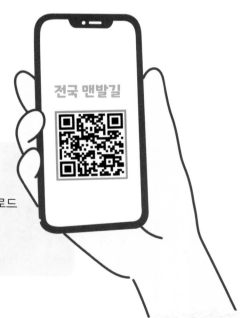

앱 다운로드 방법

안드로이드
구글 플레이스토어에서
'맨발걷기국민운동본부' 검색 후 다운로드

아이폰
앱스토어에서 '맨발걷기국민운동본부'
검색 후 다운로드

♡ 류 덕 엽

서울교육대학교를 졸업하고, 이화여자대학교 교육대학원(한국어교육과 석사)과 숭실대학교(평생교육 박사)를 마쳤다. 서울 삼릉초·양진초 교장, 서울북부교육지원청 초등교육지원과장을 역임하며 학생들의 성장과 바른 언어 사용을 위해 힘썼다. 30여 년간 초등 국어 교과서 집필, 연구, 심의 위원으로 활동한 경험을 바탕으로, 조선일보에 '예쁜 말 바른 말' 칼럼을 연재하고 있으며, 저서로 『똑소리 나는 우리말 실력』이 있다. '가펴허세(가슴은 펴고 허리는 세우고)' 자세로 맨발걷기를 6년째 실천하고 있으며 맨발걷기국민운동본부 이사로 연수 및 연구 분과위원을 맡고 있다.

♡ 임 인 숙

서울교육대학교를 졸업하고, 건국대학교 교육대학원 교육행정 석사를 취득했다. 서울교동초, 도성초, 사근초 교장을 역임하였으며, 맨발걷기를 2019년부터 6년째 매일 실천하고 있다. 재직 시 맨발걷기 확산을 위해 서울시교육청 맨발걷기 선도학교와 모델학교 교육과정을 운영하였다. 초등학교와 중학교 학생, 학부모, 교직원을 대상으로 맨발걷기 연수 및 맨발걷기 시범학교 컨설팅을 진행하였다. 맨발걷기국민운동본부 국회 세미나에서 교육과정 운영 사례 발표 등 교육현장에 맨발걷기의 가치를 전하기 위해 노력하고 있다.

♡ 전 옥 희

서울교육대학교를 졸업하고, 아동미술교육학 석사 및 미술치료학 석사를 취득했다. 서울 창원초등학교 교장 재직 당시 '맨발걷기 100일 프로젝트'를 기획해 학생, 학부모, 교직원과 함께 매일 아침 운동장에서 맨발걷기를 실천하며 건강한 학교 문화를 조성했다. 2020년부터 시작하여 매일 1만 보 이상 맨발걷기를 하고 있다. 현재는 유튜브 채널 '옥희쌤의 맨발사랑'을 운영하며 맨발걷기 좋은 길을 소개할 뿐 아니라 맨발학교 서울지회장으로 활동, 맨발걷기 시범학교 컨설팅 진행, 유튜브를 활용한 맨발걷기 홍보 전략 강의 등 맨발걷기 운동 확산에 힘쓰고 있다.